第2版

最新歯科技工士教本

小児歯科技工学

全国歯科技工士教育協議会　編集

Dental Technology for
Pedodontic Appliances

Dental Technology

医歯薬出版株式会社

This book is originally published in Japanese
under the title of :

SAISHIN-SHIKAGIKOSHI-KYOHON SHŌNI-SHIKA-GIKŌGAKU
(The Newest Series of Textbooks for Dental Technologist - Dental Technology for Pedodontic
Appliances)

Edited by Japan Society for Education of Dental Technology
© 2017 1st ed.
© 2024 2nd ed.

ISHIYAKU PUBLISHERS, INC
  7-10, Honkomagome 1 chome, Bunkyo-ku,
  Tokyo 113-8612, Japan

発刊の序

　わが国の超高齢社会において，平均寿命の延伸に伴って健康寿命をいかに長くすることができるかが，歯科医療に課せられた大きなミッションです．一方，疾病構造の変化，患者からのニーズの高まり，歯科医療器材の開発などが急速に進展してきたなかで，歯科医療関係者はこれらの変化に適切に対応し，国民にとって安全，安心，信頼される歯科医療を提供していかなければなりません．このような社会的背景に応えるべく，優秀な歯科技工士の養成が求められています．歯科技工士教育は，歯科技工士学校養成所指定規則に基づき，各養成機関が独自性，特色を発揮して教育カリキュラムを構築していかなければなりません．長年の懸案事項であった歯科技工士国家試験の全国統一化が平成28年2月の試験から実施されました．国家試験が全国統一されたことで試験の実施時期，内容などが極めて公平，公正な試験となり，歯科技工士教育の「スタンダード化」ができたことは，今後の歯科技工士教育の向上のためにも大きな意味があると考えられます．

　全国歯科技工士教育協議会は，平成26年11月に，歯科技工士教育モデル・コア・カリキュラムを作成しました．これは歯科技工士が歯科医療技術者として専門的知識，技術および態度をもってチーム医療に貢献できるよう，医療人としての豊かな人間形成とともに，これまでの伝統的な歯科技工技術を活かしながらも，新しく開発された材料，機器を有効に活用した歯科技工学を修得できるよう，すべての歯科技工士学校養成所の学生が身につけておくべき必須の実践能力の到達目標を定めたものです．また，全国統一化された国家試験の実施に伴って，平成24年に発刊された国家試験出題基準も近々に見直されることでしょう．さらに，これまで歯科技工士教育は「歯科技工士学校養成所指定規則第2条」によって修業年限2年以上，総時間数2,200時間以上と定められていますが，実状は2,500時間程度の教育が実施されています．近年，歯科医療の発展に伴って歯科技工技術の革新，新しい材料の開発などが急速に行われ，さらに医療関係職種との連携を可能とした専門領域での技術習得を十分に培った資質の高い歯科技工士を適正に養成していくためには，教育内容の大綱化・単位制を実施しなければなりません．

　歯科技工士教本は，これまで多くの先人のご尽力により，常に時代のニーズに即した教育内容を反映し，歯科技工士教育のバイブル的存在として活用されてまいりました．教本は，国家試験出題基準や歯科技工士教育モデル・コア・カリキュラムを包含し，さらに歯科技工士教育に必要と思われる内容についても掲載することによって，歯科技工士学校養成所の特色が発揮できるように構成されていますが，今回，国家試験の全国統一化や教育内容の大綱化・単位制への移行を強く意識し，改訂に努めました．特に大綱化を意識して教本の名称を一部変更しています．たとえば『歯の解剖学』を『口腔・顎顔面解剖学』，『歯

科技工学概論』と『歯科技工士関係法規』を合本して『歯科技工管理学』と変更したように内容に準じて幅広い意味合いをもつタイトルとしていますが，国家試験出題基準などに影響はありません．また，各章の「到達目標」には歯科技工士教育モデル・コア・カリキュラムに記載しております「到達目標」をあてはめています．

　今回の改訂にあたっては，編集委員および執筆者の先生方に，ご多忙のなか積極的にご協力いただきましたことに改めて感謝申し上げます．編集にあたりましては十分配慮したところですが，不備，不足もあろうかと思います．ご使用にあたりましてお気づきの点がございましたらご指摘いただき，皆様方の熱意によりましてさらに充実した教本になることを願っています．

　本最新歯科技工士教本が，本教本をご使用になり学習される学生の方々にとって，歯科技工学の修得のためのみならず，学習意欲の向上に資することができれば幸甚です．

　最新歯科技工士教本の製作にあたりましては，全国歯科技工士教育協議会の前会長である末瀬一彦先生が，編集委員長として企画段階から歯科技工士教育の向上のために，情熱をもって編集，執筆を行っていただきました．末瀬先生の多大なるご尽力に心より感謝申し上げます．

2017 年 1 月
全国歯科技工士教育協議会
会長　尾﨑順男

第2版の序

　現在の小児歯科を取り巻く環境は，少子高齢化の急激な進展によって「少ない子どもを大事に育てる」時代となり，さらに口腔保健に対する正しい知識の普及・啓発活動の成果として，この半世紀で小児の齲蝕罹患率は急速に減少している．加えてインターネットや育児教本などから情報は簡単に手に入るようになり，保護者の歯科に関する知識も以前と比べ格段に高くなってきている．齲蝕の洪水と言われた時代の小児歯科では，乳歯の齲蝕治療が主な治療となっていたが，現在は予防処置や歯列矯正の占める割合が高くなってきている．しかしその一方で，低年齢から重症齲蝕に罹患し，多数歯を喪失する症例に遭遇することも事実である．

　「最新歯科技工教本『小児歯科技工学』」では，歯科技工士として知っておくべき小児歯科技工学の「基礎的知識」と「技工作業」の構成としている．この第2版では，2023年（令和5年）版歯科技工士国家試験出題基準を反映し一部改訂を行った．基礎的知識のなかで，小児歯科技工学からの出題となる歯の萌出，乳歯の形態的特徴については図表を多くし，細部にわたってわかりやすく記述した．さらに，歯の萌出時期については，日本人小児の乳歯・永久歯の最新データに変更した．小児の歯列の変化は，ヘルマン（Hellman）の歯齢に沿って，無歯期から乳歯萌出期，乳歯列期，混合歯列期，永久歯列期へと，それぞれの時期の特徴を順序だてて説明した．それにより小児の口腔内のダイナミックな変化を知っていただければ幸いである．また，現在小児歯科臨床で使用頻度の高い製作物にウエイトを置き，使用されていないものは割愛し，齲蝕の予防処置（シーラント）や口腔内で直接製作するコンポジットレジンジャケットクラウンなどを含め，歯科医療関係者として当然知っておくべき項目についても触れた．永久歯列については十分に記載されていないため，「最新歯科技工士教本『矯正歯科技工学』」において，詳しく勉強していただきたい．

　技工作業においては，できるだけ図・写真を多く，見やすく，わかりやすく示してある．また，「咬合誘導装置に用いる維持装置」の章を設け，各維持装置の特徴と製作法を示している．

　頁数の制約からも，各項目について必ずしも十分に記述することがかなわなかったため，講義においても，また学生自身の勉強においても，これに肉付けして完全な知識を獲得するように努力されることを望む．

　なお本教本は，1章 内川喜盛，2章 白瀬敏臣・内川喜盛，3，4章 内川喜盛，5章 白瀬敏臣・尾﨑順男，6～8章 尾﨑順男が執筆した．

　最後に，本教本の執筆の機会を与えて下さった全国歯科技工士教育協議会に深く謝意を表する．

2024年1月

内川喜盛

序

　「最新歯科技工士教本『小児歯科技工学』」を執筆するにあたり，筆者の恩師である故菊池 進教授が執筆された「歯科技工教本『小児歯科技工学』」を参考にし，構成を歯科技工士として知っておくべき小児歯科技工学の「基礎的知識」と「技工作業」の2つに大きく分けた．

　現在の小児歯科を取り巻く環境は，少子高齢化の急激な進展によって「少ない子どもを大事に育てる」時代となり，さらに口腔保健に対する正しい知識の普及・啓発活動の成果として，この4半世紀で小児の齲蝕は急速に減少してきている．加えてインターネットや育児教本などから情報が簡単に手に入るようになり，保護者の歯科に関する知識も以前に比べて格段に高くなってきている．齲蝕の洪水の時代と言われた30年前までの小児歯科では，乳歯の齲蝕治療が主な治療となっていたが，現在は予防処置や歯列矯正の占める割合が高くなってきている．しかしその一方で，低年齢から重症齲蝕に罹患し，多数歯を喪失する症例に遭遇することも事実である．

　本教本では，現在，小児歯科臨床での使用頻度の高い製作物にウエイトを置き，使用されていないものは割愛し，齲蝕の予防処置（シーラント）や口腔内で直接製作するコンポジットレジンジャケットクラウンなどを含め，歯科医療関係者として当然知っておくべき項目についても触れた．

　基礎的知識のなかで，乳歯の特徴については，歯科技工士国家試験の出題基準「小児歯科技工学」からの出題となるので，図表を多用し，細部にわたってわかりやすく記述した．さらに，小児の歯列の変化をヘルマンの歯齢に沿って，無歯期から乳歯萌出期，乳歯列期，混合歯列期，永久歯列期へと，それぞれの時期の特徴を順序だてて説明した．それにより小児の口腔内のダイナミックな変化を知っていただければ幸いである．永久歯列については十分に記載されていないため，「最新歯科技工士教本『矯正歯科技工学』」において，詳しく勉強していただきたい．

　技工作業においては，できるだけ図表を多く，見やすく，わかりやすく示してある．また「咬合誘導装置に用いる維持装置」の章を設け，各維持装置の特徴と製作法を示している．

　頁数の制約からも，各項目については必ずしも十分に記述することがかなわなかったため，講義においても，また学生自身の勉強においても，これに肉付けして完全な知識を獲得するように努力されることを望む．

　なお本教本は，1章 内川喜盛，2章 内川喜盛・白瀬敏臣，3，4章 内川喜盛，5章 白瀬敏臣・尾﨑順男，6～8章 尾﨑順男が執筆した．

　最後に，本教本の執筆の機会を与えてくださった全国歯科技工士教育協議会に深く謝意を表する．

2017年1月

内川喜盛

CONTENTS

1 小児歯科技工概説

① 小児歯科治療の特色を説明できる.
② 小児歯科治療における小児歯科技工の目的を説明できる.

「小児は成人を小さくしたものではない」といわれるように，小児は単に成人のミニチュアではなく身体的，精神的，機能的，さらには社会的に**成長発達**の途上にあり，日々変化を続けている．小児の口腔内では，歯のない時期（**無歯期**）から，乳歯の萌出開始（**乳歯萌出期**），乳歯列の完成（**乳歯列期**），そして，永久歯の萌出・交換により乳歯と混在する時期（**混合歯列期**）を経て，永久歯列の完成（**永久歯列期**）とドラマチックな変化が認められる．また，機能的にも全く違う環境となる．

小児歯科は，このような変化に富んだ小児期を対象として歯科的処置を行うものである．したがって，小児の歯科的処置は，その発育段階を熟知し，その後の変化を理解したうえで対応しなければならない．また，小児歯科学は，成人における歯科補綴学，歯科保存学，口腔外科学など，手技に基づいて分けられたものではなく，それらのあらゆる手立てを用い，発育途上にある歯列・顎顔面の正常な発育を阻害する因子（齲蝕，歯周疾患，外傷，習癖，不正咬合など）を予防あるいは早期に発見し，治療，管理を施し，機能的，形態的および審美的に健全な永久歯列を導くことを目的としている．時には成人では異常とされる症状がみられても，その後の発育による変化を見守る場合もある．

小児歯科技工は，このような小児に対して臨床で必要な技工操作を行うもので，技工操作においても，小児の特徴を十分把握していなくてはならない．すなわち，顎顔面の成長発育，歯の形態，咬合形態，機能など多くの点でその年齢それぞれに特徴をもっているので，その年齢にあった対応をしなければならない．その意味から，成人の補綴装置とはさまざまな点で特徴的な違いがあり，小児に用いる装置が独特であるのも当然である．特に混合歯列期などでは，歯科技工物の設計・製作に際して，その後の歯の萌出をも考慮しなければならないなど，永久歯列の場合と異なることが少なくない．

以上のような小児の特徴を理解し，歯科技工を行うに際して必要とされるさまざまな知識を学び，技術を修得するための学問が小児歯科技工学である．

1 乳歯列期の場合

1）齲　蝕

　　乳歯齲蝕は，永久歯のそれと比べて進行が速く，また，**歯髄炎**にまで進行しやすい．それは，小児の口腔清掃が十分実行されないこともあるが，一度罹患すると，乳歯の硬組織は永久歯と比べて約1/2の厚さしかないということもあり，その進行は速やかに歯髄に達してしまう（図1-1，2）．そのため，早期の治療（歯冠修復）が重要となる．乳歯の歯冠修復では，永久歯に比べて窩洞が浅くなるため，インレー修復の窩洞では，保持を高めるために頬舌面に保持溝を設ける場合がある．また，乳歯齲蝕は，広範囲に進行する場合が多く，その場合の修復には，小児歯科に独特な既製の被覆金属冠やコンポジットレジンを用いた**ジャケットクラウン**が使われる（図1-3，4）．

　　小児は乳歯列期の間にもきわめて旺盛な成長発育を遂げるので，十分な咀嚼力を必要とすることから，その機能を果たせる補綴装置でなければならない．さらに情緒の発達が著しいときでもあり，成人と同様に審美的な回復にも十分注意して行わなければならない．

　　このように，この時期の歯冠修復は小児の健康のみならず，将来の永久歯咬合の形成に大きく影響するので，乳歯の形態学的特性を十分熟知したうえで補綴装置の製作を行わなければならない．

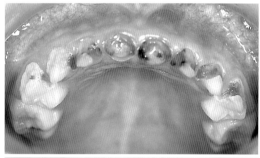
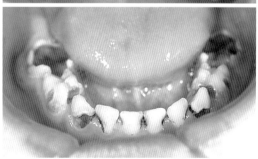

図1-1，2　初診時．広範囲に認める乳歯齲蝕．前歯部には環状齲蝕を認める

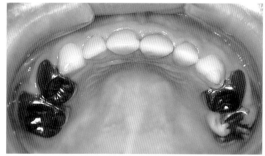
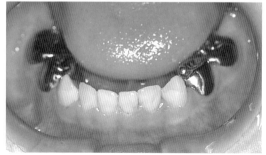

図1-3，4　インレー，乳歯用既製金属冠およびコンポジットレジンで修復を行った

2) 欠　損

　乳歯の大切な役割の1つに，後継永久歯の萌出の場の確保がある．齲蝕などが原因でやむなく乳臼歯が抜去された場合の欠損は，そのまま放置することにより，将来の永久歯咬合に重大な悪影響を与えることが多い．そこで，欠損部への隣接歯の傾斜や対合歯の挺出などを防ぐため，さまざまな保隙装置が用いられる．また，前歯部の齲蝕や外傷などによって生じた欠損は，発音などの機能的な問題や審美的な問題を解決するために，可撤式の保隙装置が装着される．これらの装置の製作については，歯科医師と治療計画を打ち合わせ，咬合の変化・推移などを十分理解したうえで製作されなければならない．

3) 不正咬合

　小児歯科で取り扱う不正咬合は，将来永久歯列の形成に悪影響を及ぼす可能性のある異常が対象となる．乳歯列期で処置を行う不正咬合は，前歯部の反対咬合，臼歯部の交叉咬合が挙げられる．これらの不正咬合に対して小児歯科で用いられる装置は，**咬合誘導装置**とよばれている．咬合誘導装置は治療の目的に従って設計されるもので，必ず歯科医師の指示によらなければ製作できない．

2　混合歯列期の場合

1) 齲　蝕

　6歳頃から永久歯の萌出・交換が始まり，乳歯と永久歯が混在する混合歯列となる．この時期の齲蝕で最も問題となるのは，乳歯側方歯群と第一大臼歯である．乳歯側方歯群の隣接面に齲蝕による欠損が生じると，歯冠幅径が減少するため，第一大臼歯の萌出力に押されて後継永久歯の萌出の場が減少してしまう（図1-5）．そして，萌出した永久歯がきれいに並ぶことができずに，不正咬合になる可能性が高くなる．そのため，乳臼歯の隣接面齲蝕は早期に処置し，歯冠幅径を完全に回復しておく必要がある．

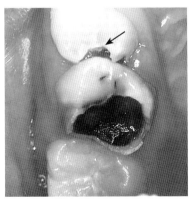

図1-5　第一乳臼歯の隣接面齲蝕の進行によって第二乳臼歯が欠損部に移動を起こしている

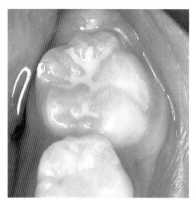

図1-6　シーラントが施された下顎左側第一大臼歯

　この頃の第一大臼歯は，特に齲蝕になりやすい．その理由として，歯質が未成熟なうえに咬合面形態が複雑で，最後方部に位置することから清掃の困難性が挙げられている．このときの第一大臼歯は**幼若永久歯**であるため，象牙質は薄く，髄角が突出していることから，成熟永久歯と比較して浅い窩洞の補綴装置となる．また，小窩裂溝齲蝕の予防のために**シーラント（予防填塞）**が施される（図1-6）．

2）欠　損

　混合歯列期における乳歯の欠損は，その喪失時期によって，永久歯列の正常な形成に大きな影響を与える場合がある．特に側方歯群の乳歯が早期に欠損すること（**早期喪失**）は，第一大臼歯の近心移動を起こす可能性が高くなる（図1-7）．そこで交換期以前に乳臼歯の喪失が生じたときには，大臼歯の移動を防ぐために保隙装置が用いられる（図1-8）．

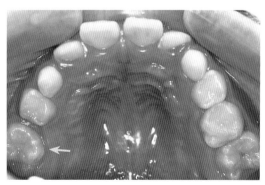

図1-7　乳臼歯の早期喪失による第一大臼歯の近心移動が認められる

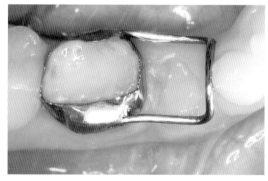

図1-8　バンドループ保隙装置の装着症例
装置の撤去前でループの下から後継永久歯の萌出が確認できる．

3）不正咬合

　　混合歯列期における不正咬合には，乳歯側方歯群の早期喪失による第一大臼歯の近心移動や永久前歯部の交叉咬合，**口腔習癖**による開咬などが挙げられる．第一大臼歯の近心移動に対しては遠心へ移動させるための**スペースリゲーナー**（p.61 参照）が用いられ，口腔習癖による不正咬合には**口腔習癖除去装置**（p.69 参照）が用いられる．

2 歯・顎・顔面の成長発育

到達目標

① 顎顔面の成長発育を説明できる.
② 乳歯と永久歯の萌出時期と萌出順序を説明できる.
③ ヘルマン（Hellman）の歯齢を説明できる.
④ 乳歯の形態的特徴を説明できる.
⑤ 無歯期における顎の上下対向関係を説明できる.
⑥ 顎間空隙を説明できる.
⑦ 乳歯列の形態を説明できる.
⑧ 生理的歯間空隙を説明できる.
⑨ 乳歯列期における有隙型歯列弓と閉鎖型歯列弓を説明できる.
⑩ 乳歯列における被蓋関係を説明できる.
⑪ ターミナルプレーンの定義と意義を説明できる.
⑫ 第一大臼歯の萌出時期と萌出方向を説明できる.
⑬ ターミナルプレーンと第一大臼歯との関係を説明できる.
⑭ 切歯の交換様式を説明できる.
⑮ リーウェイスペースの定義と重要性を説明できる.

　小児歯科臨床は，一刻も止まることのない**成長発育**の流れのなかにある歯，顎，顔面を対象としている．そこで，成長発育段階ごとのそれらの形態，機能の変化を理解することは，小児歯科臨床で最も大切な特徴であるとともに，忘れてはならないことである．

　生体はその発生から体積が急速に増大し，機能も複雑な変化を遂げる．その過程を「**成長**」「**発達**」「**発育**」などの言葉で表現している．「成長」とは，身長が伸びたり体重が増加したりするなどの形態的変化を意味し，量的に変化を測定することができる．これに対し「発達」とは，話す，食べるといった機能的な変化を意味しており，精神や運動機能のように機能の複雑性が増加していくことであり，量的に正確な測定は難しい．「発育」とは，成長と同様に用いられる場合と，「成長発育」を1つの語として用いたり，成長と発達を含めた意味の用語として用いたりしている．

1 成長発育段階

発育は受精から成熟までの連続的過程であり，通常は月齢による時間的変化として表現する．小児の成長発育段階については，医学，歯学，教育学，行政など，それぞれの分野に適した分類がなされているが，小児科学で用いることが多い発育期の分類を表2-1に示す．

また，小児歯科臨床では，歯の萌出状態から以下のように分類している．

①**無歯期**：乳歯の萌出がみられない時期（出生から8〜9カ月頃まで）．

②**乳歯萌出期**：乳歯萌出開始から乳歯列が完成するまでの時期（生後8〜9カ月から2歳6カ月頃まで）．

③**乳歯列期**：乳歯列が完成して，最初の永久歯の萌出が開始するまで（2歳6カ月から6歳頃まで）．

④**混合歯列期**：乳歯と永久歯が交換する時期であり，混在する時期（6歳から10〜12歳頃まで）．

⑤**永久歯列期**：全乳歯の脱落が終わった時期以降（10〜12歳以降）．

このほか，**ヘルマン（Hellman）の歯齢**（表2-3参照）などが臨床でよく用いられる．

2 成長発育と年齢

1）全身の成長発育

小児の発育はきわめて特徴的で，全身が均等に大きくなっていくのではなく，体のそれぞれの部分が特徴的に発育していく．そこである時期では，成人とだいぶ異なった体型のときがある．その状態については，Robbins が報告した図（図2-1）によって明らかに理解できる．

新生児の頭長は全身長の1/4と4頭身であるのに対し，成人のそれは1/8と8頭身となっている．これは頭部の発育は胎生期から盛んで早期に形成されるのに対し，四

表2-1 発育期の分類

出生前期：受精（0）〜280日
（1）受精卵期：0〜14日
（2）胚芽期：14〜63日
（3）胎児期：63日〜出生
新生児期：出生〜28日（4週）
乳児期：出生〜1年間（新生児期含む）
幼児期：1〜6歳まで
学童期：6〜12歳まで
思春期：女子　10〜18歳
　　　　　　男子　12〜20歳

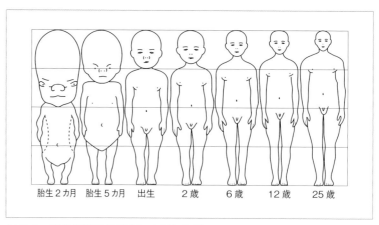

図 2-1　身体各部の釣り合いを示した図
胎生 2 カ月から 25 歳までの個体を同大に拡大したものである.
(Robbins, W. J. et. al. : Growth, New Haven, Yale University Press, 1928.)

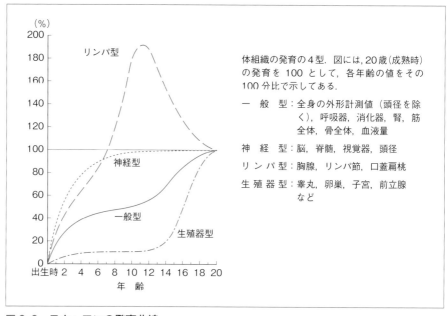

図 2-2　スキャモンの発育曲線

肢・体幹の発育は, 出生後の成長率が高いためである. また, 体型だけではなく
Scammon の研究で示されているように, 身体の各臓器もそれぞれ年齢によって特徴
ある発育がみられる (図 2-2).
　スキャモンは, 出生時を 0％, 20 歳 (成熟期) の身体の発育を 100％とし, 各年齢
における各臓器の重量を 100 分比で示し, それぞれの臓器を特徴ある 4 つの発育型に
分類した.

(1) 一般型

身長，体重，呼吸器，消化器，腎，筋，骨などの示す発育型である．乳児期と思春期に急激な発育を遂げ，幼児期の後半から学童期にかけての発育は緩慢で，特有なS字曲線を描く．

(2) 神経型

脳，脊髄，視覚器，頭径は，幼児期で特に急激な発育を示し，6歳頃までに成人の発育の90%近くまで達する．その後も学童期から思春期にかけて成長する．

(3) リンパ型

胸腺，リンパ節，口蓋扁桃などは，幼児期の後半から学童期にかけて急速に発育し，12歳頃には成人の200%近くに達する．それ以後しだいに縮小し，20歳で100%になる．

(4) 生殖器型

睾丸，卵巣，子宮などは，男子は12歳，女子は10歳頃まではほとんど発育がみられない．思春期以降，急激に発育を始める．

小児は発育段階ごとで，その段階での身体的・精神的・機能的・知能的変化などの特徴ある変化を遂げるので，一様には変化するものではないことを理解していなければならない．そして，このすべてが調和的に成長発育してこそ，健全な小児といえるのである．

2) 小児の年齢評価

成長発育の程度を表すとき，基準として年齢が用いられる．一般的に年齢には，出生時を基準とした**暦齢**が用いられるが，**成長発育**の活発な時期にあたる小児にとって個体差は大きく，暦齢のみではその成長発達の程度を的確に表現，評価できない．そこで各個体の組織や器官の生理的発育状態を基準とする年齢的表現が用いられている．これらを総称して，**生理的年齢**という．生理的年齢は，相当する暦齢と比較して成長発育の評価にも用いられる．

(1) 暦齢

出生した時点を原点として，そこから経過した時間で表される個人の年齢である．

(2) 生理的年齢

生理的年齢として使用されるものには，①**骨年齢**，②**歯齢**，③**形態年齢**，④**二次性**

表 2-2　手根骨・化骨核出現順序

暦齢	生下時	1	2〜3	4	5	6	7	8	9〜11	12
化骨数	0	2	3	4	4	6	7	8	9	10
手根骨名	——	有頭骨 有鉤骨	橈骨 下端	三角骨	半月状 骨	大菱形 骨	小菱形 骨	舟状骨	尺骨 下端	豆骨

（菊池進：「小児歯科資料集」より作表）

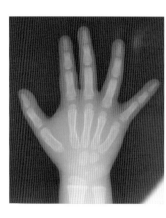 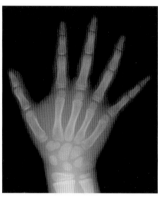

図 2-3　同一患者の手根骨
左：3歳時，右：9歳時．

徴年齢，⑤精神年齢，などがある．歯科臨床上多く用いるものとして，骨年齢と歯齢が挙げられる．

a. 骨年齢

　骨は加齢に伴い成熟し，一定の年齢では一定の成熟度を示す．逆に骨の成熟度を判定して，小児の年齢を推定することができる．この年齢を骨年齢（Bone age）という．幼児期から思春期においては，通常，**手根骨**のエックス線所見から骨年齢が推定される．手根骨の化骨数は暦齢またはそれに1を加えた数に一致する（表 2-2，図 2-3）．

b. 歯齢

　歯齢には，歯の萌出状態を基準としたもの（歯の萌出年齢）と歯の石灰化の程度を基準としたもの（歯の石灰化年齢）がある．

　顎顔面の成長発育は，暦齢を基準とした場合，ばらつきが大きく適切な評価が難しい．そこでHellmanは，歯の萌出状態を基準とした年齢（**ヘルマン（Hellman）の歯齢**）を設定し，顎顔面の成長発育の評価を行い，**咬合推移**を基準として評価することが，最も適切であるとしている．

　ヘルマン（Hellman）の歯齢は，口腔内診査や歯列模型によって分類することができ，臨床において小児の成長発育の観察に簡単に利用できる（表 2-3）．

表 2-3　ヘルマンの歯齢

I	A	乳歯萌出前期	無歯期
	C	乳歯咬合完成前期	乳歯萌出期
II	A	第二乳臼歯萌出完了による乳歯咬合完成期	乳歯列期
	C	第一大臼歯および前歯萌出開始期（前歯の交換期）	混合歯列期
III	A	第一大臼歯萌出完了期 （永久前歯の一部あるいは全部の萌出完了）	
	B	側方歯群交換期	
	C	第二大臼歯萌出開始期	永久歯列期
IV	A	第二大臼歯萌出完了期	
	C	第三大臼歯萌出開始期	
V	A	第三大臼歯萌出完了期	

A：Attained（完成）　C：Commenced（開始）　B：Between A and C

3　顎・顔面の成長発育

　頭蓋は，脳を取り囲む**脳頭蓋**と顔面を構成する**顔面頭蓋**とからなる．脳頭蓋の天井といえるのが脳を覆う頭蓋冠，床は頭蓋底で，その下に顔面頭蓋がある．

　脳頭蓋と顔面頭蓋では，発育の様相は異なる．**新生児**の脳頭蓋は，顔面頭蓋と比較して大きく，顔面頭蓋と脳頭蓋の比率は1:8であるが，6歳で1:5，成人では1:2となる（表2-4，図2-4）．これは脳を収容する脳頭蓋は**スキャモンの発育型**の神経型の成長を示し，幼児期までに大部分が形成されるのに対し，顔面頭蓋は一般型の成長を示し，幼児期後半から学童期にかけて緩徐な成長で，思春期に急速な発育が起こるためである．顔面頭蓋に位置する上顎と下顎はともに一般型に属するが，上顎骨は神経型の頭蓋底の影響を受けて下顎に比べて成長が先行し，一方，下顎骨は思春期の成長スパートが強く現れる．

1）骨の成長様式

　脳頭蓋および顔面頭蓋は，**軟骨性骨成長**，**縫合性骨成長**および**骨膜性骨成長**の3つの様式によって成長する．軟骨性骨成長は頭蓋底・下顎頭に，縫合性骨成長は頭蓋骨間・上顎骨の縫合部に，骨膜性骨成長は頭蓋骨・上顎骨および下顎骨の表面で認められる．

2）顎の発育

（1）上顎骨の成長発育

　上顎は脳頭蓋底の影響を強く受け，成長様式は下顎に比べ神経型に近い．

　上顎骨は，主に縫合部での骨の添加によって脳頭蓋に対し前下方に成長発育し，表面部の骨の添加と内面の骨の吸収によって全体的に増大していく．

表 2-4　顔面頭蓋と脳頭蓋の比率

| 年 | 顔の大きさ | | | | | | 顔面頭蓋と脳頭蓋の容積比 | 歯の萌出 |
| | 高さ | | 幅 | | 深さ | | | |
	(mm)	(%)	(mm)	(%)	(mm)	(%)		
0	47	38	78	56	40	41	1：8	無
2	83	68	111	80	75	77	1：6	乳歯咬合
6	96	80	117	83	80	82	1：5	第一大臼歯萌出
12	109	89	126	90	87	89	—	第二大臼歯萌出
18	122	100	140	100	98	100	1：2	第三大臼歯萌出

(Horowitz, S. L., et al.：The nature of orthodontics diagnosis. C. V. Mosby, St. Louis, 1966.)

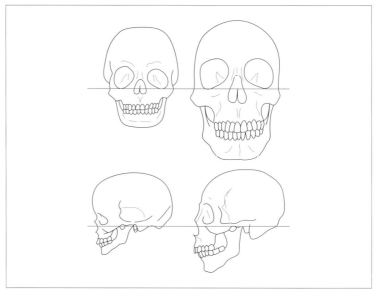

図 2-4　幼児の脳頭蓋と顔面頭蓋の比は成人と異なっている．顔面部は前下方に発育することがわかる

①上顎骨の成長に最も多く関与する縫合部は次に示す部位である（図 2-5）．

　a．前頭上顎縫合

　b．頬骨側頭縫合

　c．頬骨上顎縫合

　d．翼突口蓋縫合

これらの縫合はほぼ平行しており，この部分の**縫合性発育**が上顎を前下方に成長させる．

②**正中口蓋縫合**の発育は上顎を側方に広げることから，顎の幅が成長する．

③上顎歯列弓は，結節部への骨の添加によって長さを増し，臼歯の萌出の場を提供する（図 2-6）．

④歯槽突起は，歯の萌出に伴い上顎の高さが増加する．

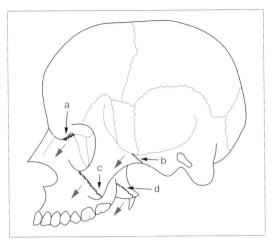

図 2-5　上顎における４つの縫合部の成長によって，上顎を前下方に成長させる（a～d は本文に対応する）

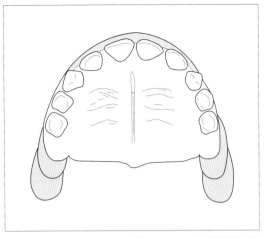

図 2-6　結節部への骨の添加により，上顎歯列は長さを増す

(Enlow, D.H.：Facial growth. 3rd ed.. W.B. Saunders, Philadelphia, 1990.)

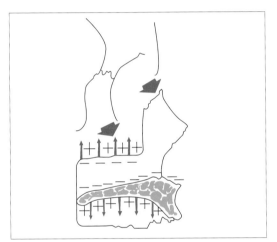

図 2-7　口蓋骨の移動と上顎切歯部付近の上顎骨の成長

－は吸収，＋は添加を示す.

(Enlow, D.H.：Facial growth. 3rd ed.. W.B. Saunders, Philadelphia, 1990.)

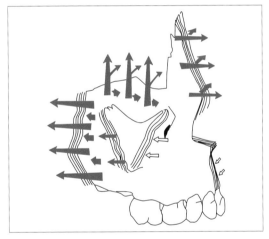

図 2-8　上顎骨の全体的な成長

白矢印は吸収，赤矢印は添加を示す.

(Enlow, D.H.：Facial growth. 3rd ed.. W.B. Saunders, Philadelphia, 1990.)

⑤口蓋部は，下面への骨の添加と鼻腔内面の骨吸収によって下方へ移動する（図2-7）.

⑥その他，骨表面の添加，吸収によって形態が変化していく（図2-8）.

(2) 下顎骨の成長発育

下顎の成長様式は，一般型に近い成長を示す. 下顎骨は，**下顎体**，**下顎枝**，**歯槽部**からなり，出生時に左右に分離していた下顎骨体は，正中の縫合部で早期に化骨し，単一な骨となる.

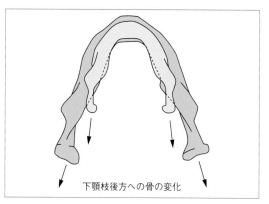

図 2-9　下顎頭の成長によって，下顎は前下方へ移動する

(Enlow, D.H.：Facial growth. 3rd ed.. W.B. Saunders, Philadelphia, 1990.)

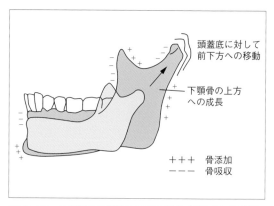

図 2-10　下顎枝の前縁の骨吸収と後縁の骨添加によって，下顎骨は後方に成長する

(Enlow, D.H.：Facial growth. 3rd ed.. W.B. Saunders, Philadelphia, 1990.)

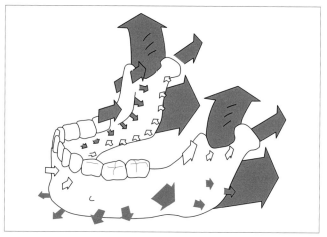

図 2-11　**下顎骨の全体的な成長**
白矢印は吸収，赤矢印は添加を示す．
(Enlow, D.H.：Facial growth. 3rd ed.. W.B. Saunders, Philadelphia, 1990.)

　①下顎頭が軟骨性ならびに添加性成長により後上方へ成長することから，下顎骨は前下方へ移動する（図 2-9）.

　②下顎枝は，前縁で骨の吸収が，後縁で骨の添加が生じ，下顎骨は後方へ成長し，歯の萌出の場が確保される（図 2-10）.

　③下顎枝の外側には骨の添加が，内側には骨の吸収が起こり，側方に成長することとなる（図 2-11）.

　④歯槽部においては，上顎同様，歯の萌出に伴って歯槽骨が添加し，下顎骨体の高さが増加する．

4 歯と歯列の発育

1) 歯の萌出

ヒトの歯は乳歯と永久歯とが交換する**二生歯性**で，この交換の機序はきわめて複雑なものである．すなわち，乳歯が萌出しその歯根が吸収，脱落して永久歯が萌出してくる．このようにヒトの歯列の発育は**無歯期**，**乳歯萌出期**，**乳歯列期**，**混合歯列期**，**永久歯列期**に分けられる（図 2-12，13，表 2-3 参照）．

（1）萌出時期と順序

a. 乳歯

すべての乳歯は，胎生期中に歯胚形成，石灰化が開始し，出生時には歯冠の一部が形成されている．出生後，顎骨内で歯冠が完成し，歯根を形成しながら歯は萌出してくる．歯が萌出しても，歯根の完成には歯種によって1年半から3年かかる．

乳歯は，最初に下顎乳中切歯が生後6〜7カ月頃に萌出し，最後に上顎第二乳臼歯が2歳半頃に萌出して乳歯列が完成する．日本人小児の萌出順序と時期については，日本小児歯科学会の調査があるので参考にするとよい．また，萌出時期については，性差や個人差があるので注意する（表 2-5）．通常は上下顎ともに，A→B→D→C→Eの順に萌出する．

b. 永久歯

永久歯のうち前歯および第一大臼歯は胎生期に歯胚が形成され，その他の永久歯も出生時より歯胚形成，石灰化開始が起こる．萌出に関して日本小児歯科学会の調査では，最初に下顎中切歯または第一大臼歯が生後6歳頃に萌出してくる．萌出順序は，上顎は6・1→2→4→3→5→7→8，下顎は1・6→2→3→4→5→7→8の順

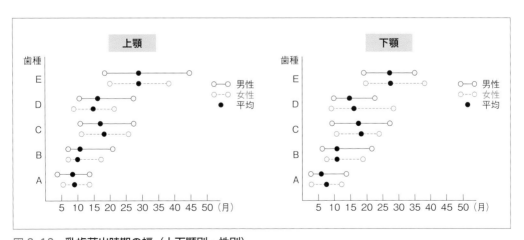

図 2-12　乳歯萌出時期の幅（上下顎別・性別）
（日本小児歯科学会：日本人小児における乳歯・永久歯の萌出時期に関する調査研究Ⅱ―その1．乳歯について―．小児歯誌，57(1)：45〜53，2019.）

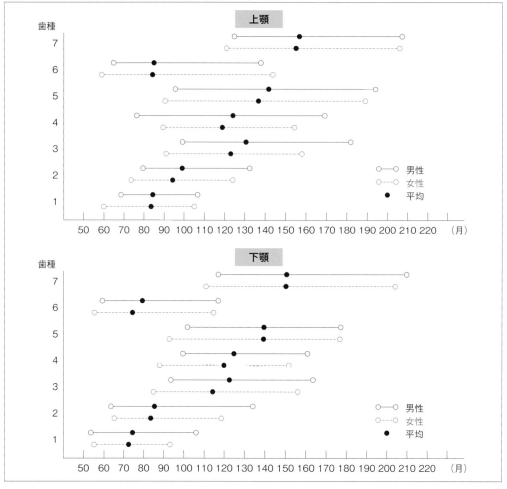

図 2-13　永久歯萌出時期の幅（上下顎別・性別）
（日本小児歯科学会：日本人小児における乳歯・永久歯の萌出時期に関する調査研究Ⅱ―その 2.　永久歯について―.　小児歯誌，57(3)：363 〜 373，2019.）

表 2-5　日本人小児の乳歯の萌出時期

歯種		男　　性		女　　性	
		平均年月	SD 年月	平均年月	SD 年月
上顎	A	8 カ月	1 カ月	9 カ月	1 カ月
	B	11 カ月	2 カ月	10 カ月	1 カ月
	C	1 歳 5 カ月	3 カ月	1 歳 6 カ月	3 カ月
	D	1 歳 4 カ月	2 カ月	1 歳 3 カ月	2 カ月
	E	2 歳 5 カ月	5 カ月	2 歳 5 カ月	4 カ月
下顎	A	6 カ月	2 カ月	7 カ月	1 カ月
	B	11 カ月	3 カ月	11 カ月	2 カ月
	C	1 歳 5 カ月	3 カ月	1 歳 6 カ月	2 カ月
	D	1 歳 3 カ月	2 カ月	1 歳 4 カ月	3 カ月
	E	2 歳 3 カ月	3 カ月	2 歳 3 カ月	4 カ月

（日本小児歯科学会：日本人小児における乳歯・永久歯の萌出時期に関する調査研究Ⅱ―その 1.　乳歯について.　小児歯誌，57(1)：45 〜 53，2019.）月齢は小数点以下を切り下げして表示

表 2-6　日本人小児の永久歯の萌出時期

歯種		男　性		女　性	
		平均年月	S.D. 年月	平均年月	S.D. 年月
上顎	1	7 歳 2 カ月	8 カ月	6 歳 10 カ月	8 カ月
	2	8 歳 4 カ月	10 カ月	7 歳 11 カ月	8 カ月
	3	10 歳 11 カ月	1 年 1 カ月	10 歳 3 カ月	1 年 0 カ月
	4	10 歳 4 カ月	1 年 3 カ月	9 歳 11 カ月	1 年 0 カ月
	5	11 歳 8 カ月	1 年 5 カ月	11 歳 6 カ月	1 年 5 カ月
	6	7 歳 2 カ月	1 年 4 カ月	7 歳 1 カ月	1 年 2 カ月
	7	13 歳 2 カ月	1 年 1 カ月	12 歳 11 カ月	1 年 3 カ月
下顎	1	6 歳 3 カ月	8 カ月	6 歳 0 カ月	6 カ月
	2	7 歳 2 カ月	11 カ月	6 歳 11 カ月	8 カ月
	3	10 歳 2 カ月	1 年 0 カ月	9 歳 6 カ月	10 カ月
	4	10 歳 5 カ月	1 年 0 カ月	10 歳 0 カ月	1 年 0 カ月
	5	11 歳 8 カ月	1 年 3 カ月	11 歳 7 カ月	1 年 5 カ月
	6	6 歳 8 カ月	9 カ月	6 歳 3 カ月	8 カ月
	7	12 歳 6 カ月	1 年 3 カ月	12 歳 6 カ月	1 年 3 カ月

(日本小児歯科学会：日本人小児における乳歯・永久歯の萌出時期に関する調査研究Ⅱ―その 2. 永久歯について.
小児歯誌. 57(3)：363 ～ 373, 2019.) 月齢は小数点以下を切り下げして表示

に萌出することが多い．第三大臼歯を除けば，最後に上顎第二大臼歯が 12 ～ 13 歳で
萌出し，永久歯列が完成する（表 2-6）．

（2）乳歯の特徴
a. 乳歯の一般的特徴（乳歯と永久歯の比較）
a）歯冠部（図 2-14）
　①歯冠部外形は後継永久歯とほぼ似ているが，第二乳臼歯は第一大臼歯に似ている．また第一乳臼歯は，小臼歯と大臼歯の中間の形をしている．乳歯のなかで，特に**下顎第一乳臼歯**は最も特異な形をしている．

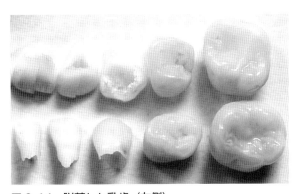

図 2-14　脱落した乳歯（左側）

②乳歯歯冠の歯頸部付近に帯状の豊隆（歯帯）があり，下顎第一乳臼歯の近心頬側歯頸部で顕著である．

③乳臼歯の歯冠近遠心幅径は頬舌径に比べて大きく，歯冠高は低く，ずんぐりしている．

④歯頸部の狭窄が著しい．

⑤隣接面の接触点の位置は高く，面接触している．

⑥色は永久歯に比べて白色または青白色である．

⑦歯質はエナメル質，象牙質とも薄く，それぞれ永久歯の約半分である．

⑧歯質は有機質が多く，無機質の結晶が小さいので硬度は低く，また耐酸性も低い．つまり，咬耗しやすく齲蝕になりやすい．

b）歯根部

①歯根は歯冠に比べて長く，比較的強く圧平されている．

②上顎乳切歯は唇舌的に圧平され，歯根中央部あたりから唇側に**屈曲**している．

③乳臼歯の歯根は，永久歯胚を取り囲むように強く離開している．

④年齢とともに生理的歯根吸収が起こる．

c）歯髄

①乳歯は永久歯に比べて，外形との割合でみた場合に歯髄腔が大きく，歯髄も太く，髄角が突出している．

②乳歯歯髄の生活力は旺盛だが，感受性，抵抗性が低いので，歯髄疾患に罹患しやすい．

③咬耗に伴い**第二象牙質**の形成が著明である．

b. 乳歯の形態的特徴

乳歯の形態的特徴（表 2-7）と各乳歯の展開図（図 2-15），さらに，乳歯と永久歯の歯冠部と歯根部の長さの比較を示す（表 2-8）．

2）無歯期（ヘルマンⅠA期）

歯列の発育を臨床上よく使われるヘルマン（Hellman）の歯齢（**咬合発育段階**）と並行して述べていく（表 2-3 参照）．

出生から乳歯が最初に萌出するまでの期間を無歯期といい，乳児が母乳やミルクから栄養を得ている時期である．この時期の口腔内は，そのための口腔機能にあった形態をしている．

（1）上下顎歯槽堤の対向関係

出生時の上下顎歯槽堤の対向関係は，上顎に対して下顎が約 3 mm 遠心位にある．その後，下顎歯槽堤はしだいに発育し，最初の乳歯が萌出する頃には，上下顎歯槽堤の前後的な差はなくなるといわれている．

表 2-7　乳歯の形態的特徴

		歯冠部		歯根部	
前歯部	A	1 に類似．歯冠の高さは短い 遠心隅角は丸み 歯頸部に帯状の隆起		単根	唇舌的圧平 根の断面は三角形 中央部で唇側に彎曲
	B	2 に類似，A に比して小さい 近遠心径が小さい 近心隅角が丸い		単根	根の唇側彎曲は弱い
	C	歯冠長が短く，近遠心径大きい 尖頭は尖鋭でない		単根	唇舌的に圧平
	A̅	全乳歯のうち最小 近遠心径が小さい		単根	彎曲は少ない
	B̅	A̅ よりやや大きい．B に似ているが近遠心径，唇舌径が小さい		単根	
	C̅	3 に類似しているが細長い		単根	唇舌的に圧平
臼歯部	D	3 咬頭　56%（頰側2，舌側1） 2 咬頭　23%（頰・舌側　各1） 4 咬頭　21%（頰・舌側　各2）	近心隅角が鋭角 頰側面に臼歯結節が著明	3根（近心頰側，遠心頰側，舌側）が互いに離開	
	E	4 咬頭　81%（頰・舌側　各2） 3 咬頭　19%（頰側2，舌側1）	6 に似ている 咬合面は菱形 頰側面に臼歯結節（D より弱い） 近心結節，カラベリー結節の発現がある	3根（近心頰側，遠心頰側，舌側）が互いに離開	
	D̅	5 咬頭　61%（頰側3，舌側2） 4 咬頭　20%（頰・舌側　各2） 6 咬頭　19%（頰・舌側　各3）	頰舌的に圧平．近心部が小さい 近心頰側に臼歯結節	2根（近心，遠心） 根の離開度は大	
	E̅	5 咬頭　60%（頰側3，舌側2） 6 咬頭　40%（頰・舌側　各3）	6 に似ている プロトスタイリッドや第7咬頭の出現がある	2根（近心，遠心）	

(黒須一夫編：現代小児歯科学—基礎と臨床—．医歯薬出版，東京，1990．より一部改変)

表 2-8　乳歯と永久歯の各部の長さの比較（平均値）

		歯冠長		近遠心径		唇（頰）舌径		歯根長	
		乳歯	永久歯	乳歯	永久歯	乳歯	永久歯	乳歯	永久歯
上顎	1	6.12	11.46	6.68	8.62	4.97	7.22	11.30	11.38
	2	5.78	9.62	5.49	7.01	4.93	6.45	11.46	11.99
	3	6.50	10.55	6.81	7.89	5.87	8.32	12.96	15.13
	4	5.76	8.30	7.42	7.41	8.82	9.51	9.59	11.59
	5	5.62	7.62	9.54	6.92	10.22	9.27	11.32	12.63
下顎	1	5.38	9.13	4.31	5.45	3.85	5.72	9.76	10.99
	2	5.84	9.67	4.82	6.12	4.29	6.26	11.26	11.90
	3	6.94	10.42	5.93	6.81	5.46	7.75	11.69	13.56
	4	6.41	8.32	8.57	7.06	7.29	7.85	9.88	12.52
	5	5.61	7.80	10.65	7.38	9.12	8.45	10.42	12.97

（単位：mm）

(佐々木泉：歯の大きさの人種特徴．第3編　小臼歯．愛院大歯誌，5：204〜222，1967.)（永久歯）
(杉山乗也：日本人乳歯の計測法による形態学的研究．愛院大歯誌，7：149〜179，1969.)（乳歯）

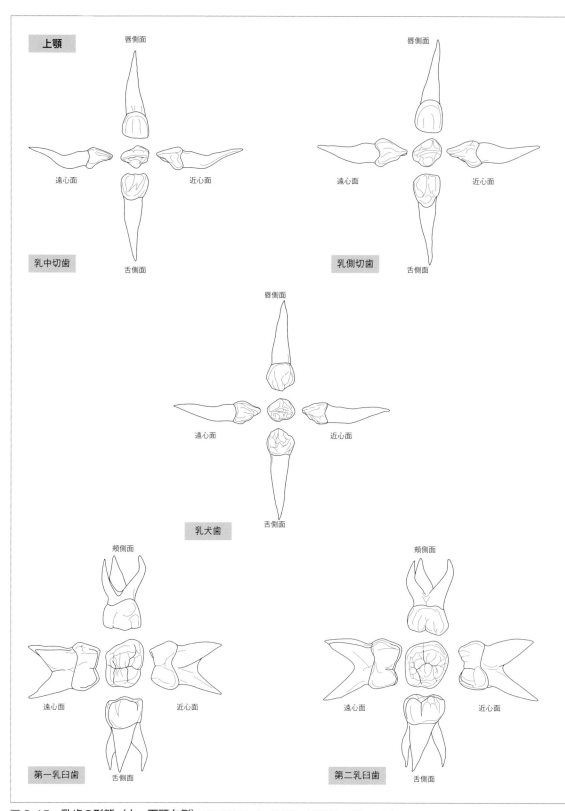

図 2-15　**乳歯の形態（上・下顎右側）**（藤田恒太郎：歯の解剖学. 金原出版, 東京, 1967.）

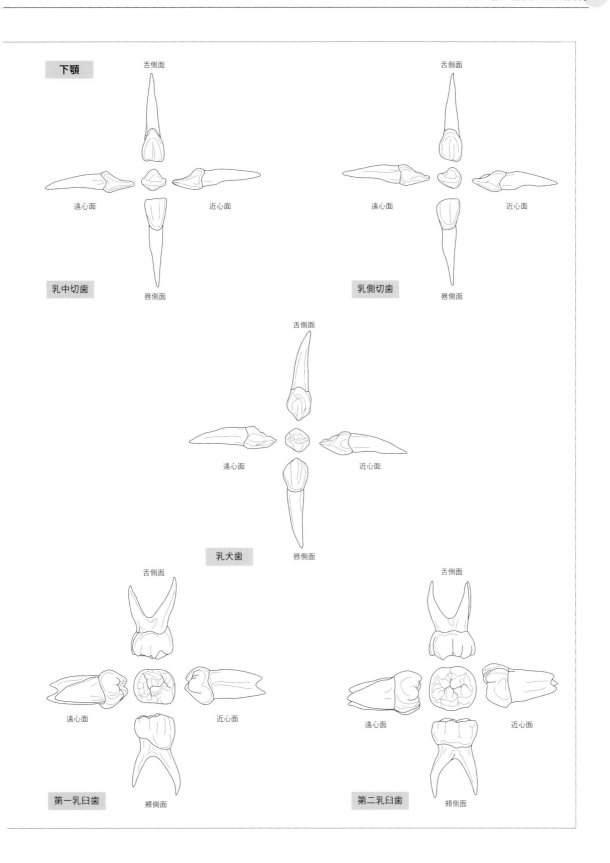

下顎

舌側面

乳中切歯
遠心面　近心面　唇側面

舌側面

乳側切歯
遠心面　近心面　唇側面

舌側面

乳犬歯
遠心面　近心面　唇側面

舌側面

第一乳臼歯
遠心面　近心面　頰側面

舌側面

第二乳臼歯
遠心面　近心面　頰側面

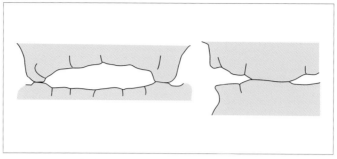

図 2-16　**顎間空隙**
出生時の上下顎歯槽提の咬合関係．第一乳臼歯相当部のみ接触．

(Clinch, L.M.：Tr.British Society for the Study of Orthodontics, 1932-Friel, S.：The development of ideal occulusion of the gum pads and the teeth. *Am. J. Orthod.*, **40**：196 〜 227, 1954.)

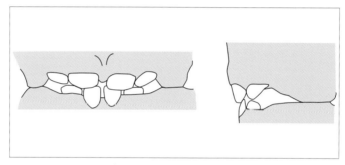

図 2-17　**1歳を過ぎると上下顎乳切歯の萌出に伴い顎間空隙は閉鎖してくる**

(Clinch, L.M.：Tr. British Society for the Study of Orthodontics, 1932-Friel, S.：The development of ideal occulusion of the gum pads and the teeth. *Am. J. Orthod.*, **40**：196 〜 227, 1954.)

（2）顎間空隙

　　無歯期の上下顎歯槽堤を咬合させると，第一乳臼歯相当部歯槽堤のみで接触し，切歯相当部の上下顎間に楕円形の空隙がみられる．この空隙は顎間空隙といい，母親の乳房をうまく口腔内に収めるための空隙である（図 2-16）．

3）乳歯萌出期（ヘルマンⅠC期）

　　最初に乳歯が萌出してからすべての乳歯が萌出するまでの期間をいう．この間，顎間空隙は，乳切歯の萌出とともに閉鎖し（図 2-17），乳歯萌出に伴う顎の成長発育が旺盛な時期にあたる．口腔内も歯の萌出に伴い，母乳から離乳食，さらに幼児食へと，主とする栄養源は変化し，口腔機能もそれに応じた変化を示すようになる．

4) 乳歯列期（ヘルマンⅡA期）

すべての乳歯が萌出し，最初の永久歯が萌出するまでの期間で，2歳半頃から6歳頃までをいう．乳歯列前期（3，4歳）は，顎の成長発育も比較的安定しているが，後期（5，6歳）になると，永久歯の萌出が近づくにしたがい変化が出てくる．

（1）乳歯列の形態

乳歯列の形態は上顎では半円形，下顎では半楕円形に近い（図2-18，19）．ただし，吸指癖などの口腔習癖を伴う場合は，その外力によって歯列弓の形態が変化しやすい．

（2）生理的歯間空隙

乳歯列において特徴的にみられる生理的歯間空隙には，霊長空隙と発育空隙がある．これらの空隙は，乳歯より大きな永久歯（一部を除く）との交換時に利用されたり，上下顎第一大臼歯の咬合関係成立の調整的役割を果たしたりしている．

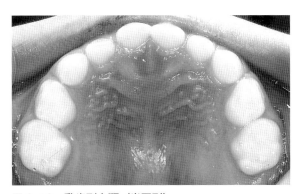

図2-18　乳歯列上顎（半円形）

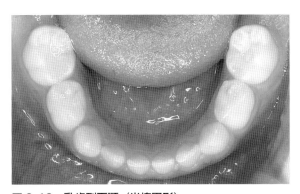

図2-19　乳歯列下顎（半楕円形）

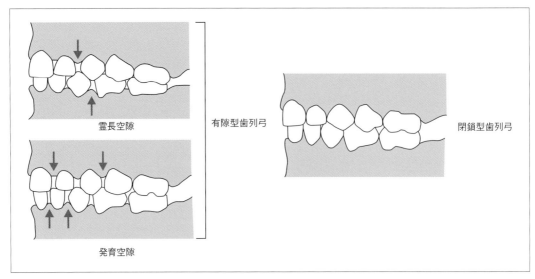

図 2-20　有隙型歯列弓と閉鎖型歯列弓

a. 霊長空隙（primate space，図 2-20）

　上顎では乳側切歯と乳犬歯の間，下顎では乳犬歯と第一乳臼歯の間に存在する空隙で，咬合時に上下顎の乳犬歯尖頭がそれぞれ収まる位置に相当する．ヒト以外の霊長類の口腔内にもみられることから，霊長空隙と命名された．

　特に，上顎の霊長空隙は永久切歯との交換時に，下顎の霊長空隙は上下顎第一大臼歯の咬合関係の調整に利用される．

b. 発育空隙（developmental space，図 2-20）

　乳歯列にみられる霊長空隙以外の空隙を発育空隙という．乳歯列期において，上下顎の歯列弓に増齢的変化はほとんど起こらないので，空隙のない（閉鎖型）歯列弓から空隙のある（有隙型）歯列弓への移行は少なく，閉鎖型は閉鎖型のまま，有隙型は有隙型のまま推移するといわれている．しかし，永久歯萌出が近づく頃，顎骨の成長発育に伴う真の意味での発育空隙がみられるので，よく観察する必要がある．

（3）有隙型および閉鎖型歯列弓（図 2-20 ～ 22，表 2-9）

　乳歯列において霊長空隙か発育空隙のどちらかを有するもの，あるいは両方を有するものを有隙型（spaced type）歯列弓といい，これら空隙のないものを閉鎖型（closed type）歯列弓という．

　有隙型は閉鎖型と比較して，この空隙を利用して正しい永久歯列咬合に移行する可能性が強いといわれている．しかし，閉鎖型のすべてが不正咬合に，有隙型のすべてが正常咬合になるわけではなく，空隙量の大小，後継永久歯との歯冠近遠心幅径の差（リーウェイスペース），顎骨の発育量，永久歯の歯軸傾斜などの影響を受ける．

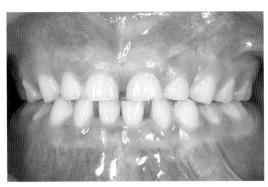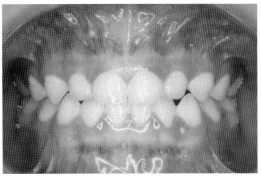

図 2-21, 22　有隙型歯列と閉鎖型歯列の口腔内

表 2-9　乳歯列歯間空隙の状態と出現率（％）

歯列弓の型	歯間空隙の状態	上顎	下顎
有隙型	霊長空隙のみ	2.5	7.6
	霊長空隙＋発育空隙	91.8	70.9
	発育空隙のみ	2.5	12.0
閉鎖型	空隙なし	3.2	9.5

（日本小児歯科学会：日本人の乳歯歯冠並びに乳歯列弓の大きさ，乳歯列咬合状態に関する調査研究．小児歯誌，31(3)：375-388，1993．）

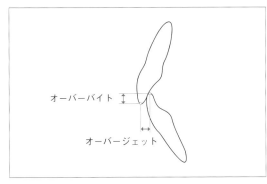

オーバーバイト

オーバージェット

図 2-23　水平被蓋（オーバージェット）と垂直被蓋（オーバーバイト）
オーバージェット：上下中切歯切縁の水平的な距離
オーバーバイト：上下中切歯切縁の垂直的な距離

（4）水平被蓋（オーバージェット），垂直被蓋（オーバーバイト）

　切歯の水平的（horizontal overlap, オーバージェット）・垂直的（vertical overlap, オーバーバイト）咬合関係を切歯の切縁を基準として表したものである．

　乳歯列の水平被蓋（オーバージェット）は，歯軸が咬合平面に対して垂直であるため，永久歯列に比べて小さい．また，乳歯列前期の垂直被蓋（オーバーバイト）は，上顎乳切歯が下顎乳切歯の唇側 1/2 程度，被蓋している．しかし，乳歯列後期になると，乳歯の生理的咬耗により水平被蓋（オーバージェット）も垂直被蓋（オーバーバイト）も浅くなり，0 mm に近い値になることもある（図 2-23）．

（5）ターミナルプレーン（terminal plane, 図 2-24, 表 2-10）

　乳歯列における咬合の判定として用いられるターミナルプレーンとは，咬頭嵌合位で上下顎第二乳臼歯の遠心面の近遠心的関係を表すものであり，3型に分類される．これにより，第二乳臼歯の遠心面に沿って萌出する上下顎第一大臼歯の初期咬合を予測することができる．また，ターミナルプレーンは，左右側で異なることもあるので注意する．

a. 垂直型

　上下顎第二乳臼歯の遠心面の関係が垂直なもの．日本人小児においては，両側垂直型が77.8％を示す（日本小児歯科学会：日本人の乳歯歯冠並びに乳歯列弓の大きさ，乳歯列咬合状態に関する調査研究：小児歯誌，31(3)：375-388, 1993.）．

b. 近心階段型

　下顎第二乳臼歯の遠心面が上顎第二乳臼歯の遠心面より近心（0.5 mm 以上のステップ）に位置するもの．

c. 遠心階段型

　下顎第二乳臼歯の遠心面が上顎第二乳臼歯の遠心面より遠心（0.5 mm 以上のステップ）に位置するもの．

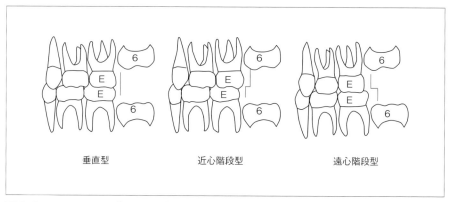

図 2-24　ターミナルプレーンと第一大臼歯の関係

表 2-10　ターミナルプレーンの型別出現頻度(%)

両側垂直型	77.8
両側近心階段型	3.2
両側遠心階段型	3.8
片側垂直型 片側近心階段型	5.7
片側垂直型 片側遠心階段型	9.5

（日本小児歯科学会：日本人の乳歯歯冠並びに乳歯列弓の大きさ，乳歯列咬合状態に関する調査研究．小児歯誌，31(3)：375-388, 1993.）

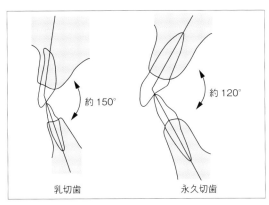

図 2-25　上下顎乳切歯と永久切歯の歯軸の内角の相違

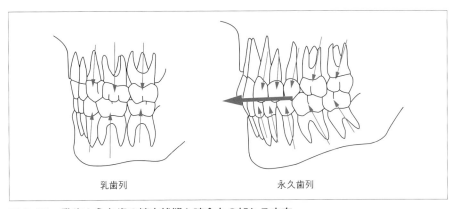

図 2-26　乳歯と永久歯の植立状態と咬合力の加わる方向

（6）植立状態

a. 乳切歯部

　乳切歯の歯軸は，咬合平面に対して垂直に近く，永久切歯交換すると唇側への傾斜が強くなる．つまり，上下顎切歯のなす歯軸の内角は，乳歯のほうが永久歯より大きい（図 2-25）．

b. 乳臼歯部

　乳臼歯部も植立状態は咬合平面に対して垂直に近い．スピーの彎曲も乳歯列前期（3，4 歳）にわずかに認められるが，後期（5，6 歳）になると，生理的咬耗によりほとんどみられなくなる．咬合力は根尖方向に作用する．

　永久歯の場合，近心に傾斜して植立している．スピーの彎曲も強く，咬合力は近心方向に作用する（図 2-26）．

5）混合歯列期（ヘルマンⅡ C ～Ⅲ B 期）

　6 歳前後から永久切歯および第一大臼歯が萌出し始め，乳歯と永久歯が混在した混合歯列期に入る．その後，**乳歯側方歯群**が**永久歯側方歯群**と交換し，乳歯がすべてなくなる 10 ～ 12 歳頃までの期間をいう．

（1）第一大臼歯萌出期

a. 第一大臼歯の萌出方向

　第一大臼歯は，上下顎それぞれ異なる萌出方向で萌出してくる．矢状面からみると，上顎は歯冠を遠心方向に向けて弧を描きながら近心下方に萌出し，下顎は近心傾斜しながら上方へ萌出してくる．前頭面からみると，上顎は頬側方向へ，下顎は舌側方向に弧を描いて萌出してくる．このように第一大臼歯の萌出力は，その力の強さ，方向，時期が上顎と下顎では異なる（図2-27）．

b. ターミナルプレーンと第一大臼歯の関係

　乳歯列期におけるターミナルプレーンにはほとんど変化はみられないが，第一大臼歯の萌出が近づくと，その近心方向への萌出力によって変化が現れる（図2-28）．

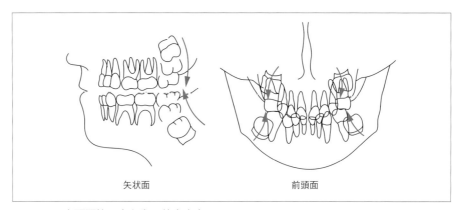

矢状面　　　　　　　　　　　前頭面

図 2-27　上下顎第一大臼歯の萌出方向

（藤井信雅：下顎第一大臼歯の萌出過程に関する研究．小児歯誌，12：100 ～ 115，1974．）

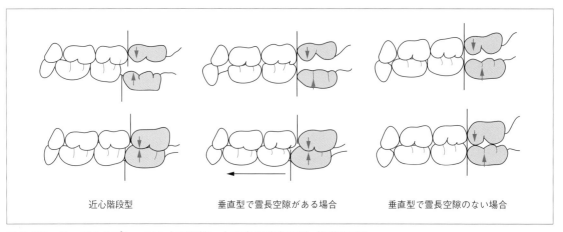

近心階段型　　　　垂直型で霊長空隙がある場合　　　　垂直型で霊長空隙のない場合

図 2-28　ターミナルプレーンと上下顎第一大臼歯の咬合関係（初期咬合）

（Baume, L. J.：Physiological teeth migration and its significance for the development of occulusion. *J. Dent. Res.*, **29**：123 ～ 132, 331 ～ 337, 338 ～ 348, 440 ～ 447, 1950.）

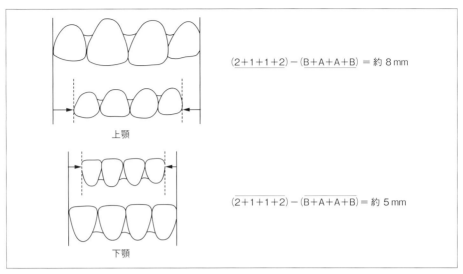

$$(\overline{2+1+1+2})-(\overline{B+A+A+B})=約8\,mm$$

上顎

$$(\overline{2+1+1+2})-(\overline{B+A+A+B})=約5\,mm$$

下顎

図 2-29　乳切歯と永久切歯の大きさの違い

a）ターミナルプレーンが垂直型の場合

　第一大臼歯の初期咬合は，咬頭対咬頭の不安定な咬合関係になることが多い．しかし，下顎に霊長空隙がある場合，下顎第一大臼歯の近心への萌出力によって空隙は短縮し，この短縮した量だけ下顎第一大臼歯は近心位をとる．それにより上顎第一大臼歯は，下顎第一大臼歯に対向する形で咬合し，咬合関係は正常な近遠心的関係に変化する．

　また，下顎に霊長空隙がない場合でも，側方歯群の交換期における**リーウェイスペース**の利用により，第一大臼歯の咬合関係は正常になることが多い．ただ，うまく利用できなかった場合には下顎遠心咬合へ移行する．

b）ターミナルプレーンが近心階段型の場合

　ターミナルプレーンに沿って上下顎第一大臼歯が萌出してくると，その咬合関係は正常になる．いったん上下顎第一大臼歯の咬頭と窩がしっかりと咬合してしまうと，その後の咬合関係が変化することは少ない．しかし，下顎の霊長空隙量やリーウェイスペース量が大きいと，その咬合関係は下顎近心咬合に移行する場合がある．

c）ターミナルプレーンが遠心階段型の場合

　上下顎第一大臼歯の咬合関係は下顎遠心咬合になる．

（2）切歯萌出期

a. 永久切歯が正しく排列するための因子

　永久4切歯の歯冠近遠心幅径の総和は，乳歯のそれと比較して永久歯のほうが大きい（図2-29）．これら歯冠の大きな永久歯を正しく歯列内に排列するには，次に示す調整因子が重要となる．

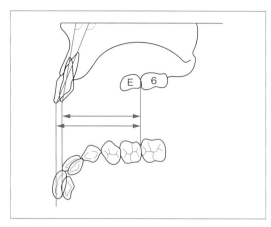

図 2-30　乳切歯と永久切歯の歯軸傾斜の違いと歯列弓長径の増大

a）歯間空隙の利用

　乳歯列において生理的歯間空隙を有する**有隙型歯列弓**は，上顎で 96.8％，下顎で 90.5％（日本小児歯科学会，1993.）と，ほとんどの小児に空隙があり，特に霊長空隙と発育空隙の両方を有するものの頻度が高い．これら空隙は，乳歯より大きな永久切歯が正しく排列するために利用される（**表 2-9** 参照）．

b）乳犬歯間幅径の増加

　永久切歯の交換期になると，特に上顎では中切歯の萌出時，下顎では側切歯の萌出時に，乳犬歯間の幅径が上下顎とも大きく増加してくる．さらに上顎においては，永久犬歯萌出時にもわずかな増加がある．

c）切歯歯軸の変化

　乳歯と永久歯の上下顎切歯のなす歯軸の内角は，乳歯のほうが大きいことはすでに述べた．つまり，上下顎乳切歯はほぼ垂直に咬合してくるが，永久切歯は唇側に傾斜しながら萌出してくる．それにより切歯部の歯列は，全体的に扇状に広がることになる（**図 2-25** 参照）．

d）歯列前方部長径の増加

　上顎永久切歯は，先行乳歯の位置より前方位（唇側）に萌出を開始し，上下顎切歯が咬合する頃には，いっそう唇側への傾斜が増大してくる．このことは，上記「乳犬歯間の幅径の増加」「永久切歯の歯軸傾斜」と密接に関係しており，これらの事実と相まって上顎骨が前方に成長し，歯列前方部の長径の増加が起こってくる（**図 2-30**）．

b．切歯の交換様式

a）下顎永久切歯の交換

　下顎永久切歯は，先行乳歯の歯根舌側面を吸収しながら，その面に沿って舌側位に萌出してくる．この交換様式を**エスカレーター式交換（水平交換）**という．一時期，乳切歯と永久切歯が存在する，いわゆる二重歯列になることもある（**図 2-31**）．舌

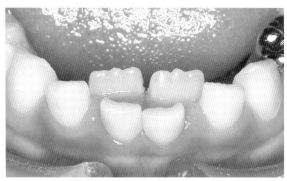

図 2-31　下顎切歯のエスカレーター式交換（水平交換）

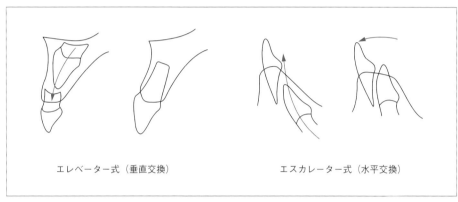

エレベーター式（垂直交換）　　　　　　　　エスカレーター式（水平交換）

図 2-32　上顎および下顎切歯の交換様式

　側位に萌出した永久切歯は，先行乳歯の脱落とともに舌圧により唇側へ移動し，歯列内に収まってくる．その他の部位の交換様式は，先行乳歯のほぼ真下から乳歯根を吸収し，歯軸の関係でやや唇（頬）側位をとりながら後継永久歯が萌出してくる**エレベーター式交換（垂直交換）**をとる（図 2-32）．

b）上顎永久切歯の交換（みにくいあひるの子の時代）

　小さい顎骨の中に大きな永久歯胚は重なり合って収納されており，特に上顎永久前歯の萌出過程において中切歯は扇状に萌出し，一時期，正中離開のようにみられる時期がある．しかし，年齢とともに顎骨の発育と隣接歯（側切歯，犬歯）の萌出により，正中部のスペースは閉鎖し正常な歯列になってくる．このように一見，不正咬合にみられる時期を Broadbent はアンデルセン童話 "みにくいあひるの子" にたとえて，"みにくいあひるの子の時代" と名づけた（図 2-33）．

（3）側方歯群交換期

　永久犬歯の萌出は，永久切歯の萌出よりかなり遅れるため，小児歯科や矯正歯科の分野では犬歯と第一小臼歯，第二小臼歯を合わせて側方歯群とよばれている．

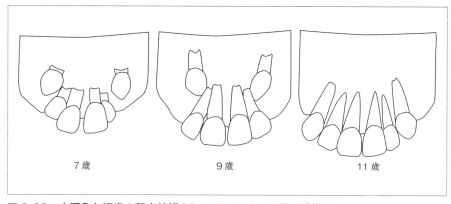

図 2-33　上顎永久切歯の萌出状態 " みにくいあひるの子の時代 "

(Broadbent, B.H.：The face of the nomal child. *Angle Orthodont.*, **7**：183 〜 203，1937.）

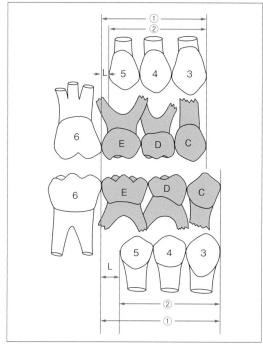

図 2-34　リーウェイスペース
①乳歯側方歯群の歯冠近遠心幅径の総和
（C ＋ D ＋ E），②永久歯側方歯群の歯冠
近遠心幅径の総和（3 ＋ 4 ＋ 5）との差
（①－②）をリーウェイスペース(L)とい
う.
(Graber, T.M.：Orthodontics, Principles and
Practice. 3rd ed.. W.B. Saunders, Philadelphia,
1991.）

a．リーウェイスペース（leeway space）

　乳歯側方歯群（C，D，E）の歯冠近遠心幅径の総和から，永久歯側方歯群（3，4，5）の歯冠近遠心幅径の総和を引いた計算上の差をリーウェイスペースという.

　この差は乳歯側方歯群のほうが上顎片側で約 1 mm，下顎片側で約 3 mm 大きい.各歯の歯冠近遠心幅径の差を比較してみると，C ＜ 3，D ≒ 4，E ＞ 5 となり，特に第二乳臼歯と第二小臼歯の差が大きく，リーウェイスペースはこの差によるところが大きい（図 2-34，表 2-11）.

表 2-11　乳歯および永久歯側方歯群の歯冠近遠心幅径の総和とその差（リーウェイスペース）

		男（mm）	女（mm）
上　顎	C＋D＋E	23.44	23.19
	3＋4＋5	22.71	22.18
	リーウェイスペース	0.73	1.01
下　顎	C＋D＋E	24.57	23.99
	3＋4＋5	21.80	21.10
	リーウェイスペース	2.77	2.89

（小野博志：乳歯および永久歯の歯冠近遠心幅径と各歯列内における相関について. 口病誌. 27：221 ～ 234. 1960.）

b. 側方歯群の交換

　側方歯群の萌出時期は近接しており，さまざまな順序で萌出する．日本小児歯科学会（2019）の調査によると，永久歯側方歯群の萌出順序は，

　　上顎は <u>4</u>⇒<u>3</u>⇒<u>5</u>，下顎は 3⇒4⇒5

の順である．この側方歯群の交換時に，リーウェイスペースを利用して交換がスムーズに行われることが望ましいが，交換順序や交換に要する期間が長くかかった場合には，第一大臼歯の近心移動や切歯の舌側傾斜などが起こる．つまり，リーウェイスペースの重要な鍵となる第二乳臼歯が，側方歯群中で最初に交換すると，第一大臼歯の近心移動によりリーウェイスペースが失われ，その後に萌出する犬歯と第一小臼歯のスペース不足を生じる．乳歯が脱落した後に後継永久歯がなかなか萌出してこない場合も，同様の変化が認められる．交換がスムーズに行われれば，リーウェイスペースは自然に閉鎖し，その間に第一大臼歯が近心移動し，これにより上下顎第一大臼歯の咬合関係が変化する．

　また，歯列の変化としては，乳歯側方歯群の交換時に永久歯側方歯群が先行乳歯の唇側および頬側から萌出し，その結果，歯列の幅径が大きくなる．

6) 永久歯列期（ヘルマンⅢC〜ⅤA）

　第二大臼歯が 12 歳頃に萌出し，上下顎第二大臼歯が咬合位に達することにより，一般に永久歯列の完成とよばれる時期になる．年齢的に思春期に入り，身長も体重も増加し，顔貌も鼻が高く前下方への成長により全体的に面長な，いわゆる大人の顔つきに変わってくる．さらに，17 歳頃に第三大臼歯の萌出を迎える場合がある．

3 小児の歯冠修復

到達目標

① 小児の歯冠修復の種類と特徴を説明できる.

1 小児の歯冠修復の特徴

　　小児歯科における歯冠修復の対象は，乳歯および**幼若永久歯**である．なんらかの原因によって失われた歯の実質欠損や先天的な形態異常がある場合，形態的，機能的ならびに審美的な回復を目的として修復がなされる．また，小児期の歯冠修復は，広い意味での**咬合誘導**の目的とも合致することが求められる．したがって，乳歯および幼若永久歯の補綴装置の製作にあたって，乳歯と幼若永久歯の特徴を理解しておかなければならない．

　　乳歯の修復法は，永久歯の場合と同様に**成形修復**，**鋳造修復**などがあり，加えて既製冠による修復などがある．

　　幼若永久歯は萌出間もないために，歯質や形態が未成熟な永久歯である．象牙質が薄く，髄角が突出していて露髄しやすいため，成熟永久歯と比較して窩洞は浅く，そのうえ咬合が不安定のため，コンポジットレジンなどの成形修復が主となる．また，歯肉縁が安定期に達しておらず，臨床的歯頸線が決定できないことから，被覆冠は暫間的なものとなる．さらに幼若永久歯は，エナメル質の耐酸性が劣ること，裂溝の形態が複雑なことから，咬合面齲蝕に罹患しやすい．そこで裂溝齲蝕の予防のために裂溝を浅くし，刷掃効果を高めるためにシーラント（予防填塞）がなされる（図1-6参照）．

2 小児の歯冠修復の種類

1）成形修復

　　成形修復とは，可塑性の充塡材料を窩洞に充塡し硬化させる方法で，以下のものがある．

　　①コンポジットレジン修復
　　②グラスアイオノマーセメント修復
　　③アマルガム修復

いずれの方法も，歯科医師が口腔内で直接行う方法である．

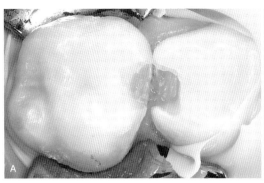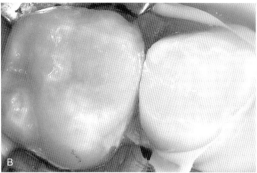

図 3-1　乳歯のコンポジットレジン修復
A：齲蝕除去後の窩洞．B：コンポジット修復後

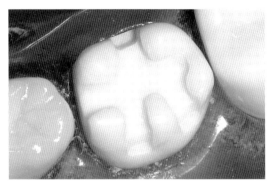

**図 3-2　ウィレット（Willett）の
インレー窩洞**

　コンポジットレジンは，歯質への接着性，耐摩耗性，色調などが優れ，現在，臨床で最も使用頻度の高い歯冠修復材料となっている（図 3-1）．また，脆性などの欠点があった従来のグラスアイオノマーセメントにレジン成分を配合したレジン添加型グラスアイオノマーセメントは，物性が向上し，フッ素徐放性による抗齲蝕作用も期待され，小児歯科臨床において広く応用されるようになっている．一方，アマルガム修復は，アマルガム中の水銀によるアレルギーや環境汚染問題により，使用頻度は激減している．

2）インレー

　乳歯では主として，乳臼歯の複雑窩洞に用いられる．インレーの種類にはメタルインレー，コンポジットレジンインレーなどがあり，わが国では，乳歯には主に銀合金が使用されている．乳臼歯のインレー形成は，その解剖学的特徴から十分な窩洞の深さやインレー体の保持形態が確保しにくく，隣接面をスライスカットとして頰側面および舌側面に保持溝を設け，保持力を高める窩洞形成を行う．この窩洞形態をウィレット（Willett）のインレー窩洞という（図 3-2）．小児歯科臨床では現在，歯質の削除量が少なく，即日修復が可能な成形修復が主流となっている．

　インレーの意義，製作方法は，永久歯の場合と同様である（『歯冠修復技工学』参照）．

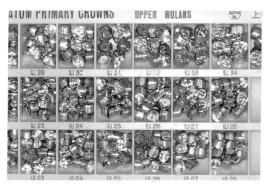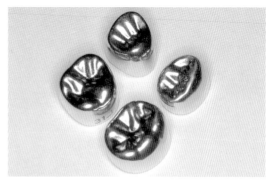

図 3-3，4　乳歯用既製金属冠

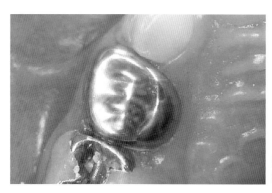

図 3-5　口腔内に装着された乳歯用既製金属冠

3）被覆冠

　被覆冠には，乳歯歯冠の一部を被覆する部分被覆冠と，乳歯歯冠の全部を被覆する全部被覆冠とがある．全部被覆冠には，乳歯用既製金属冠，鋳造冠，ジャケットクラウンがある．

（1）乳歯用既製金属冠

　乳歯用既製金属冠は，齲蝕が広範囲にわたり歯質の崩壊が著しい場合，すでに歯髄処置がなされた乳臼歯および保隙装置の支台装置となる場合に用いられる．

　材料はニッケルクロム合金，ステンレス系合金，チタン合金がある．種類，サイズとも多く市販されている（図 3-3，4）．

　現在は，歯科医師が直接口腔内で製作する**直接法**により製作することが多くなり，**間接法**による製作は数少なくなっている．

　このような金属冠は特殊な場合を除いて成人では用いられないが，乳歯では次のような利点があるために多用されている（図 3-5）．

　①歯の削除量が少なくてよい．

　②平滑面の広範囲な齲蝕の修復に適している．

　③歯冠が大きく欠損している場合，歯冠の大きさを回復させるのに適している．

④歯髄処置を行った場合，歯冠の破折などの事故を防ぐために用いられる．
⑤直接法を用いれば，その日のうちに装着することができる．

（2）鋳造冠

鋳造冠は適合性，解剖学的形態の回復性という点では理想的である．しかし，乳歯（有髄歯）の場合の支台歯形成は，エナメル質の厚みや歯髄との関係で困難な場合が多い．そこで通常は，歯髄処置歯の場合に用いられることが多い．

製作法は永久歯の場合と同様である．

（3）ジャケットクラウン

ジャケットクラウンは，コンポジットレジンを用いたものが乳前歯に用いられている．

コンポジットレジンを用いたものは，既製のクラウンフォーム（ストリップクラウン，図3-6〜9）内にコンポジットレジンを注入後，直接口腔内で支台歯に圧接，適合させ，レジン硬化後，クラウンフォームを除去し，辺縁を調整するものである．

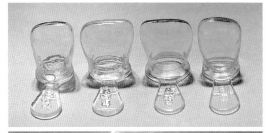
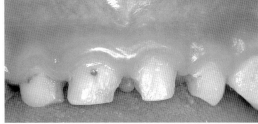
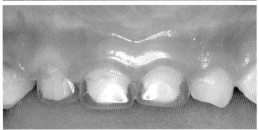
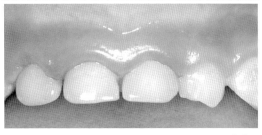

図3-6〜9　クラウンフォームを用いたコンポジットレジンジャケットクラウン
（上から）クラウンフォーム，治療前，支台歯形成後のクラウンフォーム試適，コンポジットレジン形成仕上げ．

4 咬合誘導装置の種類

到達目標

① 保隙装置の意義と目的を説明できる.
② 保隙装置の種類を分類できる.

1 咬合誘導の概念

　　咬合誘導とは，健全な永久歯咬合の成立を目的として，発育途中にある歯列および咬合の機能と形態の異常を早期に発見し，これを適切な時期に治療することにより，正しい発育方向へ導くことである.

　　この意味から，齲蝕予防，歯冠修復，歯内療法など，小児歯科の臨床処置全般を咬合誘導とする広義の考え方もあるが，一般的には次の2つの処置に分けられる.

　　①現在は歯列・咬合に特に異常を認めないが，現状を放置すると異常が生じるおそれのある場合で，現状の悪化を防止する処置（受動的（静的）な咬合誘導）.

　　②すでに歯，歯列，咬合，顎に異常が認められる場合で，歯，歯列や顎などに対して積極的に働きかけ，異常の予防，抑制あるいは改善を行う処置（能動的（動的）咬合誘導）.

　　この咬合誘導に用いられる装置を**咬合誘導装置**という.

2 咬合誘導装置の種類

1）保隙装置

　　乳歯あるいは永久歯が早期に喪失すると，その喪失部位に向かって隣在歯や対合歯の移動，傾斜，挺出が起こりやすい．そこで，喪失された部位の水平的・垂直的空間を保持することを**保隙**といい，この目的のために装着する装置を保隙装置という（図4-1）．保隙装置は，喪失歯数・部位および装着時の歯齢によって，さまざまな装置が用いられる.

2）スペースリゲーナー

　　乳臼歯の早期喪失によって第一大臼歯の近心移動・傾斜を認めた場合，後継永久歯の萌出余地が不足するため歯列・咬合に不正を来たすおそれがある．そこで，第一大臼歯を遠心に復位し，後継永久歯の萌出余地を回復する処置を行う．これを**スペース**

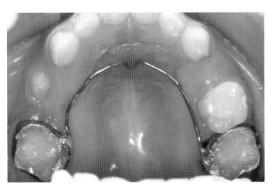

図 4-1　保隙装置（ナンスのホールディングアーチ）

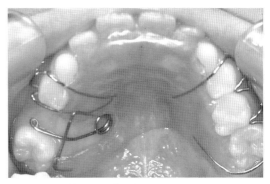

図 4-2　スペースリゲーナー

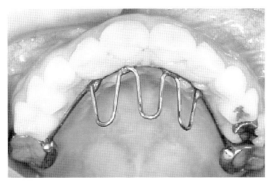

図 4-3　口腔習癖除去装置（舌癖除去装置（タング
　　　　クリブ））

リゲイニングといい，これに用いる装置をスペースリゲーナーという（図 4-2）.

3）口腔習癖除去装置

　　吸指癖や弄舌癖などの口腔習癖によって歯列・咬合に異常を生じている場合，習癖
を除去するために用いる装置を口腔習癖除去装置という（図 4-3）.吸指癖には吸指
癖除去装置，弄舌癖には舌癖除去装置（タングクリブ）が用いられる.

　　その他，不正咬合においては矯正歯科治療で用いられる装置を応用する.

5 保隙装置

到達目標

① クラウンループ保隙装置（バンドループ保隙装置）の目的，構成および製作法を説明できる．
② クラウンループ保隙装置（バンドループ保隙装置）を製作できる．
③ ディスタルシュー保隙装置の目的と構成を説明できる．
④ 舌側弧線型保隙装置（リンガルアーチ）の目的，構成および製作法を説明できる．
⑤ ナンス（Nance）のホールディングアーチの目的と構成を説明できる．
⑥ 可撤保隙装置の目的，構成および製作法を説明できる．
⑦ 可撤保隙装置を製作できる．

1 必要条件と分類

1）保隙装置の必要条件

①後継永久歯の萌出に十分な空隙を保持すること．
②歯・歯列および顎の成長発育を阻害しないこと．
③対合歯の挺出を防止すること．
④丈夫であること．
⑤清掃が容易で，齲蝕の原因とならないこと．
⑥歯列不正の原因とならないこと．
⑦咀嚼・発音機能を阻害しないこと．
⑧装置の使用が心理的に悪影響とならないこと．

保隙には，**水平的保隙**と**垂直的保隙**がある．水平的保隙とは近遠心的保隙ともよばれ，主に隣在歯の傾斜・移動を防止することを目的とする．垂直的保隙は，欠損部の対合歯の挺出防止を目的とする．

2）保隙装置の分類

保隙装置の種類は，**固定保隙装置**と**可撤保隙装置**に分類することができる（図5-1）．固定保隙装置は，患児の口腔内にセメントなどによって合着される装置であり，可撤保隙装置は，口腔内に合着されることなく，歯科医師のみならず，患児や保

```
■固定保隙装置
①　クラウンループ保隙装置
②　バンドループ保隙装置
③　ディスタルシュー保隙装置
④　舌側弧線型保隙装置（リンガルアーチ）
⑤　ナンス（Nance）のホールディングアーチ
■可撤保隙装置（小児義歯，義歯型保隙装置，床型保隙装置）
```

図 5-1　保隙装置の分類

護者が自由に着脱することができる装置である．

（1）固定保隙装置の利点・欠点
a. 利点
①患児が装置を外してしまうことがないので，装置本来の目的を達成しやすい．

b. 欠点
①清掃を十分に行わないと不潔になりやすい．

②咀嚼などによる変形・破損に対して，歯科医師が十分に観察する必要がある．

（2）可撤保隙装置の利点・欠点
a. 利点
①清掃が容易に行える．

②顎の成長発育に伴う調整が容易である．

③乳歯の喪失，永久歯の萌出に伴う調整が容易である．

④修理が容易である．

b. 欠点
①患児が装置を口腔内に装着しない場合，装置の目的が達成できない．

2 クラウンループ保隙装置

1）目　的

乳歯列期における第一乳臼歯の1歯欠損，混合歯列期における第一乳臼歯の1歯欠損，あるいは第二乳臼歯の1歯欠損の場合に用いられる装置である．

欠損部は矯正用線でループを製作し，支台装置の乳歯用既製金属冠とろう付けする．この装置の使用頻度は高く，比較的容易に製作できる．しかし，垂直的保隙ができないことや，設計を誤ると，後継永久歯萌出時に欠損部の歯肉がループを巻き込み，歯肉に炎症を生じるなどの欠点がある．

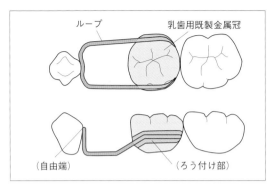

図 5-2　クラウンループ保隙装置の構成

2）装置の構成（図 5-2）

　　①乳歯用既製金属冠（第一乳臼歯欠損の場合は第二乳臼歯，第二乳臼歯欠損の場合は第一乳臼歯を支台歯とし，乳歯用既製金属冠を支台装置として用いる）

　　②ループ（φ0.8 ～ 0.9 mm 矯正用線）

　　乳歯用既製金属冠とループをろう付けする．

3）使用材料と器具

　　①乳歯用既製金属冠

　　②咬合器

　　③絆創膏

　　④φ0.8 ～ 0.9 mm 矯正用線

　　⑤ヤングのプライヤー

　　⑥三叉プライヤー

　　⑦ワイヤーニッパー

　　⑧ろう付けに必要な材料および器具

　　⑨研磨に必要な材料および器具

4）製作法と製作上の注意点

　　以下，図 5-3 ～ 20 に第一乳臼歯早期喪失症例における製作法と製作上の注意点および臨床例を示す．

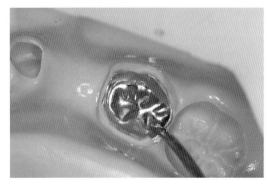

図 5-3　印象への石膏注入
歯科医師により，口腔内で第二乳臼歯に支台装置となる乳歯用既製金属冠の適合・調整が行われる．その後，乳歯用既製金属冠を含む歯列の印象採得が行われる．印象内に乳歯用既製金属冠を正確に戻し，印象内に固定する．また，この際に後のろう付け操作を容易にするために，乳歯用既製金属冠の頬舌側内面にワックスを添加する．乳歯用既製金属冠が動かないように注意しながら印象内に石膏を注入し，作業用模型を製作する．

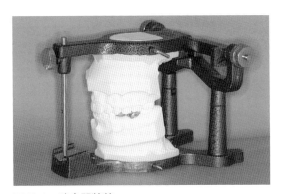

図 5-4　咬合器装着
作業用模型完成後，咬合器に装着する.

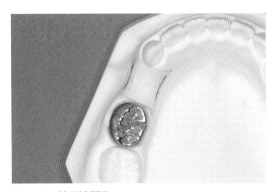

図 5-5　外形線記入
作業用模型の欠損部に絆創膏 1 枚のリリーフを行い（後
継永久歯萌出時の歯肉の隆起を考慮して，粘膜面とルー
プを直接接触させないため），外形線の記入を行う. 欠
損部は後継永久歯の頬舌径よりわずかに広くする. すな
わち，第一乳臼歯欠損においては上顎で 10 mm，下顎
で 8 mm 程度の幅径を必要とする.

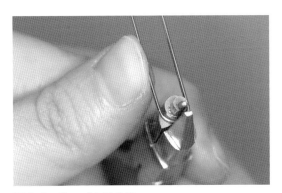

図 5-6　ループの屈曲①
φ0.8 〜 0.9 mm の矯正用線を使用し，ヤングのプライ
ヤーを用いてループの自由端から屈曲する.

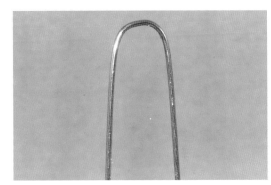

図 5-7　ループの屈曲②
U 字形に屈曲する.

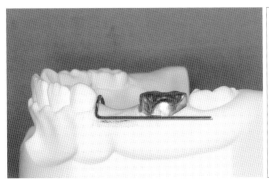

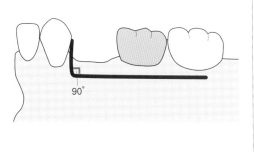

図 5-8, 9　ループの屈曲③
ループの自由端は 90°の立ち上がりをつけ，乳犬歯の遠心最大豊隆部直下に接触するように屈曲する.

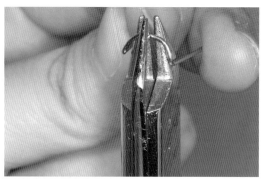

図 5-10　ループの屈曲④
三又プライヤーを用いて，乳犬歯の遠心部を支える程度にループの自由端を屈曲する．

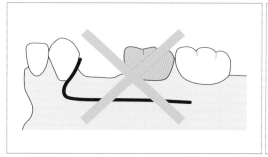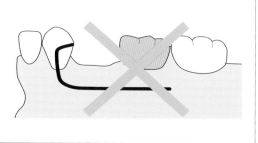

図 5-11，12　乳犬歯を抱きこむように屈曲すると，乳犬歯の生理的移動を妨げることになるので，図のような屈曲を行わないように注意する

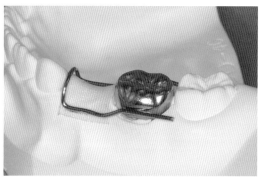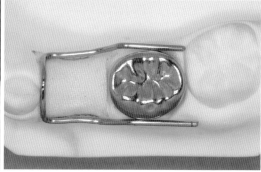

図 5-13，14　ループの屈曲⑤
欠損部の粘膜面形態に沿わせてループを屈曲する．

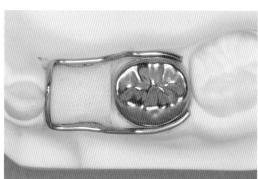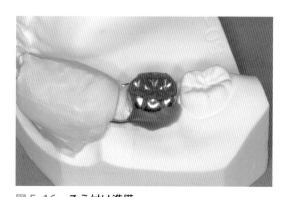

図 5-15　完成（ループの屈曲）
乳歯用既製金属冠の豊隆に合わせてループを屈曲する．このとき対合関係に注意して，矯正用線が対合歯と接触していないことを確認する．

図 5-16　ろう付け準備
ループと乳歯用既製金属冠のろう付け部をワックスで固定し，ループの自由端を石膏で固定する．

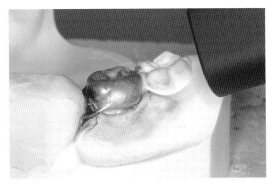

図 5-17　**ろう付け**
ろう付けを行う．ろうは矯正用線を完全に覆うようにする．

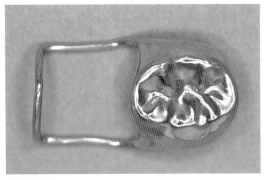

図 5-18　**研磨**
ろう付け後，作業用模型から装置を撤去し，ろう付け部の形態修正を行った後に通法どおり研磨を行う．

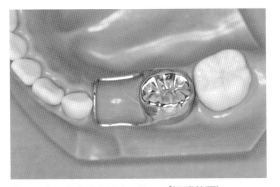

図 5-19　**完成（クラウンループ保隙装置）**

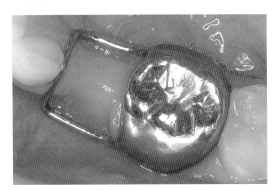

図 5-20　**クラウンループ保隙装置の臨床例**

3 バンドループ保隙装置

1）目的と装置の構成

　　クラウンループ保隙装置と同様の目的で用いる．クラウンループの場合は，支台装置に乳歯用既製金属冠を用いるが，**バンドループ保隙装置**は支台装置として**維持バンド**を用いる（図 5-21，22）．

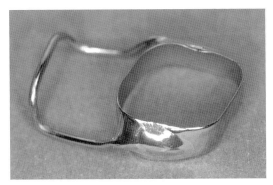

図 5-21　**バンドループ保隙装置**

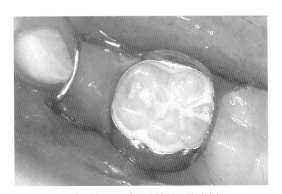

図 5-22　**バンドループ保隙装置の臨床例**

4 ディスタルシュー保隙装置

1）目　的

　　乳歯列期において第二乳臼歯を抜歯する必要があり，かつ第一大臼歯が未萌出の症例に適応される．すなわち，第二乳臼歯抜歯直後に装着され，第二乳臼歯の後継永久歯である第二小臼歯の萌出余地を確保すると同時に，未萌出第一大臼歯の萌出を誘導する目的を有する装置である．ほかの多くの装置も同様であるが，本装置は特に，装着後の定期診査を必要とし，第一大臼歯が萌出を完了した段階で本装置を撤去し，ほかの装置（クラウンループ保隙装置など）に交換する必要がある．また垂直的保隙ができない欠点がある．

2）装置の構成（図5-23）

　　①乳歯用既製金属冠（第一乳臼歯に支台装置として用いる）

　　②水平部と垂直部とからなるシュー

　　乳歯用既製金属冠とシューをろう付けする．

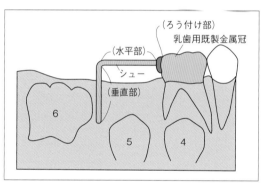

図5-23　ディスタルシュー保隙装置の構成

3）使用材料と器具

　　①乳歯用既製金属冠

　　②咬合器

　　③既製ディスタルシュー（または**パラタルバー**を屈曲して用いる）

　　④ノギス

　　⑤石膏鋸

　　⑥ろう付けに必要な材料および器具

　　⑦研磨に必要な材料および器具

4）製作法と製作上の注意点

　　以下，図5-24〜45に製作法と製作上の注意点および臨床例を示す．

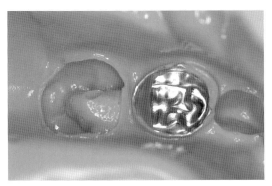

図 5-24　印象への石膏注入
印象採得後，乳歯用既製金属冠を正確に印象内に固定する．後のろう付け操作を容易にする目的で，乳歯用既製金属冠の遠心内面にワックスを流した後に，石膏を注入する．この操作を行うことで乳歯用既製金属冠と石膏との間に空隙ができ，ろう付け作業が容易に行える．

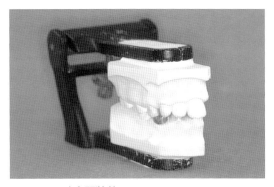

図 5-25　咬合器装着
対合歯列模型を製作後，咬合器へ装着する．

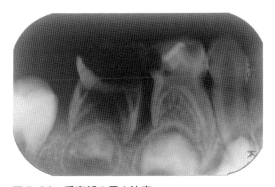

図 5-26　垂直部の長さ決定
エックス線写真によってシューの垂直部の長さを決定する．垂直部の長さは、未萌出の第一大臼歯の近心最大豊隆部から約 1 mm 下までとする．ノギスを用いてエックス線写真上で計測する．

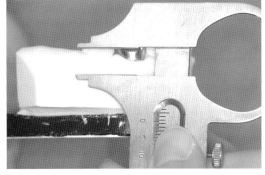

図 5-27　垂直部の長さ計測
エックス線写真で計測したシューの垂直部と同等長を作業用模型上でノギスを用いて計測する．

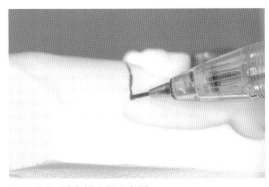

図 5-28　垂直部の長さ印記
シューの水平部は第二乳臼歯遠心最大豊隆部までとするため，作業用模型上の第二乳臼歯遠心最大豊隆部の頰側歯肉部に計測した垂直部の長さを記入する．

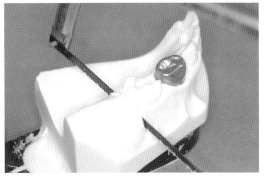

図 5-29　石膏鋸を用いて作業用模型に切り込みを入れる

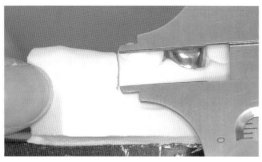

図 5-30　切り込み長さの確認
切り込みの長さが適切であるか再度確認する.

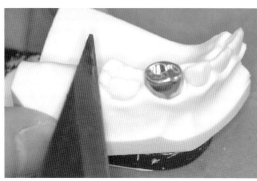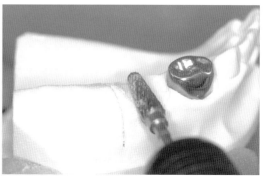

図 5-31，32　第二乳臼歯の削除
作業用模型上で抜歯予定の第二乳臼歯をナイフやタングステンカーバイドバ　などを用いて削除する.

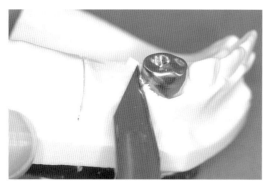

図 5-33　遠心歯肉部の削除
後のろう付け操作のために，乳歯用既製金属冠の遠心歯肉相当部を削除する.

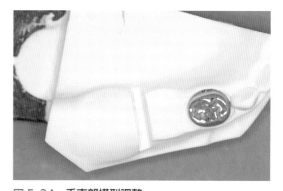

図 5-34　垂直部模型調整
シューの垂直部へ近心から切り込みを入れ，垂直部はシューの厚さ分の幅があるようにする.

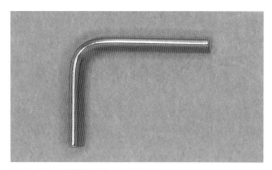

図 5-35　既製のディスタルシュー
パラタルバーを屈曲して行う方法もある.

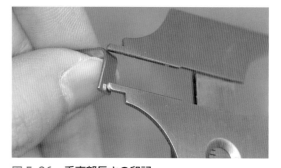

図 5-36　垂直部長さの印記
エックス線写真で計測した垂直部の長さをシューに印記する.

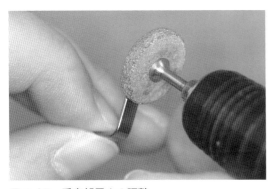

図 5-37　垂直部長さの調整
カーボランダムホイールなどを用いて，シューの垂直部の長さを印記した長さに調整する．

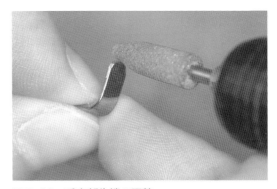

図 5-38　垂直部先端の調整
垂直部の先端部は丸みをつけ，厚みをやや薄くし，十分に研磨する．

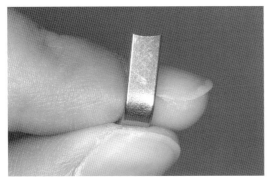

図 5-39　水平部調整
シューの水平部は乳歯用既製金属冠の遠心部の豊隆に適合するように調整する．

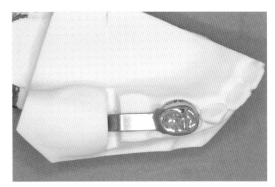

図 5-40　シューと乳歯用既製金属冠のろう付け部をワックスで固定する

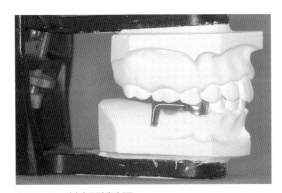

図 5-41　対合関係確認
シューの水平部が対合歯と緊密に咬合すると，側方運動時に装置が脱落することがあるので，シューの水平部と対合歯が接触していないことを確認する．

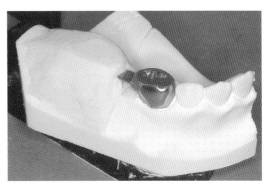

図 5-42　ろう付け準備
乳歯用既製金属冠とシュー水平部をワックスで固定後，シューの遠心部と作業用模型を石膏で固定する．

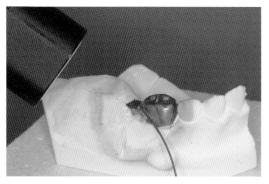

図 5-43　ろう付け
乳歯用既製金属冠とシューを銀ろうによりろう付けする．ろうはシューの裏側まで完全に流れるようにする．

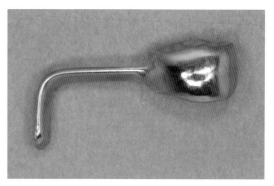

図 5-44　研磨し，完成する

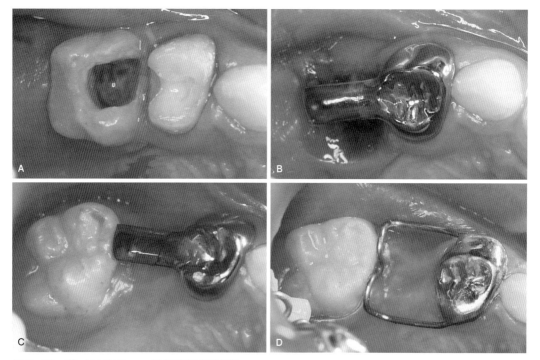

図 5-45　ディスタルシュー保隙装置の臨床例
Ａ：上顎右側第二乳臼歯は保存不可能なため，抜歯することになる．
Ｂ：抜歯直後にディスタルシューを試適し，その後装着された．
Ｃ：装置装着４カ月後の口腔内．第一大臼歯がシューに誘導されながら萌出し始めている．
Ｄ：ディスタルシューを撤去し，保隙装置をクラウンループに変更した．

5 舌側弧線型保隙装置（リンガルアーチ）

1）目 的

多数歯にわたる欠損において歯列弓長の保隙を目的として左右の第一大臼歯または第二乳臼歯を支台として矯正用線をアーチ状に連結したものである.

以下の利点と欠点がある.

（1）利点

①歯列弓全体の保隙ができる.

②側方歯群に乳歯の脱落，永久歯の萌出などの変化が起きても，そのつど装置を製作し直す必要がない.

③前歯の舌側傾斜を防止できる.

（2）欠点

①垂直的保隙ができない.

②装置が大きいため変形の可能性がある.

2）装置の構成（図5-46）

①維持バンド，または乳歯用既製金属冠（混合歯列においては第一大臼歯に維持バンド，乳歯列においては第二乳臼歯に乳歯用既製金属冠を用いる）

②主線（弧線，φ0.8 〜 0.9 mm）主線と維持バンド（乳歯用既製金属冠）をろう付けする.

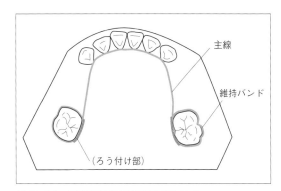

図5-46 舌側弧線型保隙装置の構成

主線
維持バンド
（ろう付け部）

3）使用材料と器具

①維持バンド（または乳歯用既製金属冠）

②φ0.8 〜 0.9 mm 矯正用線

③ヤングのプライヤー

④ワイヤーニッパー

⑤ろう付けに必要な材料および器具

⑥研磨に必要な材料および器具

4）製作法と製作上の注意点

以下，図 5-47 〜 59 に製作法と製作上の注意点を示す．

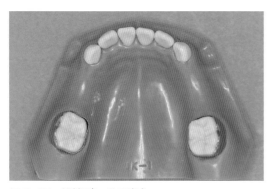

図 5-47　維持バンドの適合
歯科医師により，口腔内で第一大臼歯に維持バンドの適合が行われる．

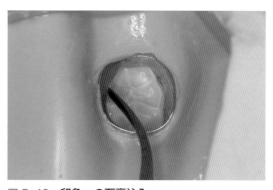

図 5-48　印象への石膏注入
印象採得後，維持バンドを印象内面に正確に戻し，固定する．この際，後にろう付けをする部分（舌側）の維持バンド内面にワックスを少量流しておく．この操作を行うことで維持バンドと石膏との間に空隙ができ，ろう付け作業が容易に行える．

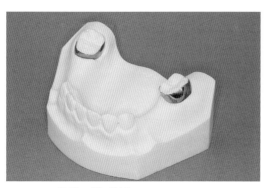

図 5-49　作業用模型製作
石膏を注入し，維持バンドの付いた作業用模型を製作する．

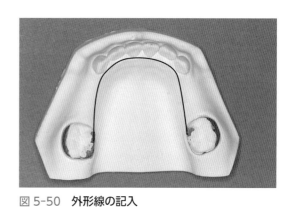

図 5-50　外形線の記入
前歯部では舌側歯頸部に接触し，きれいなアーチを描くようにする．臼歯部では後継永久歯の萌出の妨げにならないように設定する．

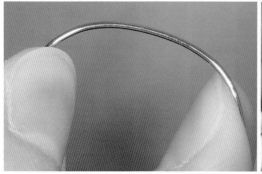
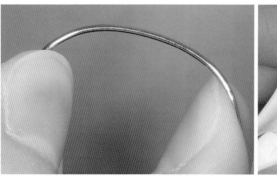

図 5-51，52　主線の屈曲
φ0.8 〜 0.9 mm の矯正用線を用いて主線（弧線）の屈曲を行う．前歯部のアーチ状の部分は，手指によってしごくように屈曲するとスムーズな弧線ができる．

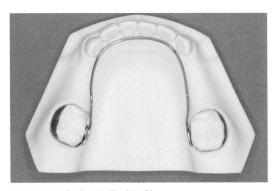

図 5-53　主線の屈曲（完成）
外形線に沿って屈曲する．残存歯に弾性（矯正力）が働かないように屈曲する．

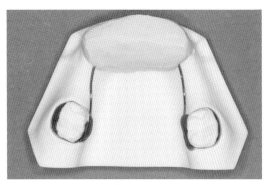

図 5-54　ろう付け準備
主線と維持バンドをワックスで固定した後，石膏を用いて前歯部の主線を模型に固定する．

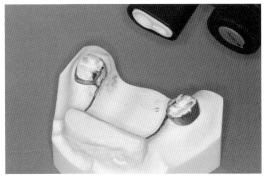

図 5-55　ろう付け
主線と維持バンドを銀ろうによってろう付けを行う．維持バンド内面にろうが流れ込まないように注意する．

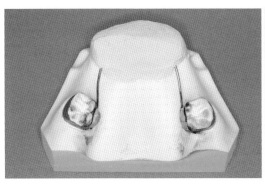

図 5-56，57　模型からの撤去
ろう付け後，装置を模型から撤去する．維持バンド内面の石膏は研磨のときの維持バンド変形防止になるので，この段階では無理に撤去しなくてよい．

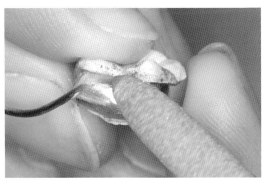

図 5-58　形態修正・研磨
ろう付け部の形態修正を行い，維持バンドや主線を変形させないように注意しながら研磨を行う．

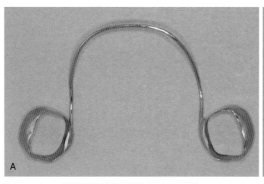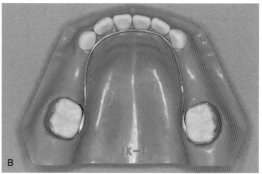

図 5-59　舌側弧線型保隙装置（リンガルアーチ）
A：完成．B：模型装着

6 ナンス（Nance）のホールディングアーチ

1）目　的

　　舌側弧線型保隙装置（リンガルアーチ）と同様の目的で，上顎のみに用いる．

　　装置や支台歯となる歯の前方への移動防止は，口蓋に設置するパラタルボタンと口蓋との接触による．このため口蓋の浅い症例には適さない．

　　利点・欠点は，舌側弧線型保隙装置（リンガルアーチ）とほぼ同様であるが，**主線は前歯舌側に接触しないため，前歯の萌出交換期にも使用できる利点がある反面，パラタルボタンの口蓋粘膜面が不潔になる欠点がある．**

2）装置の構成 （図 5-60）

　　①維持バンド，または乳歯用既製金属冠（混合歯列においては第一大臼歯に維持バンド，乳歯列においては第二乳臼歯に乳歯用既製金属冠を用いる）

　　②主線（弧線，ϕ0.8 ～ 0.9 mm 矯正用線）

　　維持バンド（乳歯用既製金属冠）と主線をろう付けする．

　　③パラタルボタン

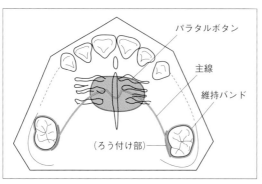

パラタルボタン
主線
維持バンド
（ろう付け部）

図 5-60　ナンスのホールディングアーチの構成

3）使用材料と器具

① 維持バンド（または乳歯用既製金属冠）

② φ0.8 ～ 0.9 mm 矯正用線

③ ヤングのプライヤー

④ ワイヤーニッパー

⑤ 常温重合レジン

⑥ ろう付けに必要な材料および器具

⑦ 研磨に必要な材料および器具

4）製作法と製作上の注意点

以下，図 5-61 ～ 64 に製作法と製作上の注意点を示す．

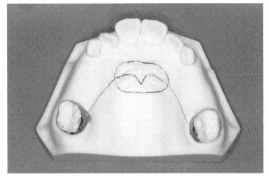

図 5-61　外形線記入
舌側弧線型保隙装置と同様に，維持バンドの付いた作業
用模型を製作する．パラタルボタンは歯頸部から 7 ～
15 mm 離れた口蓋部の斜面に設定する．形状はさまざ
まであるが，長さ（縦径）10 mm，幅（幅径）15 ～
20 mm 程度の楕円形が多い．主線は残存歯に接触せず，
パラタルボタン内で維持のための形状をつくる．

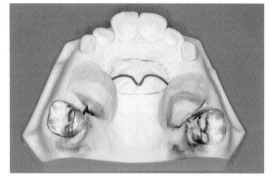

図 5-62　ろう付け
主線を φ0.8 ～ 0.9 mm の矯正用線で屈曲後，維持バン
ドと主線をろう付けする．

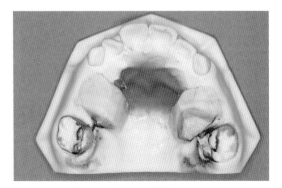

図 5-63　パラタルボタンの製作
パラタルボタンを常温重合レジンで形成する．

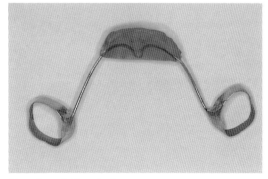

図 5-64　研磨・完成
通法に従い，研磨，完成する．

7 可撤保隙装置

1) 目 的

　　乳歯列期から混合歯列期における多数歯欠損に用いられる保隙装置であり，垂直的保隙が可能な装置である．また審美性の回復が可能なことから，前歯部においては，外傷などによる少数歯欠損においても用いられる頻度が高い．

　　本装置は，構成・形態が永久歯の有床義歯に類似しているため，**小児義歯，義歯型保隙装置，床型保隙装置**とよばれることもある．

　　本装置は，装着後に歯科医師が定期的に診査を行い，成長発育による顎の変化や永久歯の萌出状態によって，床の削除や維持装置の調整・除去，さらに再製作などを行う必要がある．これらを怠ると床下に萌出した永久歯の脱灰を来たしたり，顎の成長発育を阻害したりすることになる．すなわち，本装置は歯科医師の定期管理のもとで装着する装置であり，増齢に伴って形態は変化し，最終的（咬合誘導終了後）には撤去される．

　　また，本装置は乳前歯の早期喪失に用いた場合，前述した可撤保隙装置の利点以外に，以下の利点が挙げられる．

　　①発音障害の防止
　　②顔貌の変化に起因する心理的障害の予防ならびに審美性の回復
　　③口腔習癖の発現予防
　　④成長発育に対する障害の予防

2) 装置の構成 （図5-65）

　　①床
　　②人工歯（用いられない場合もある）
　　③維持装置（用いられない場合もある）*

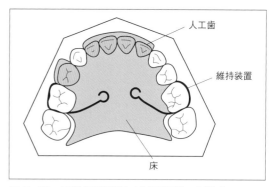

図5-65 可撤保隙装置（小児義歯）の構成

---

*：可撤保隙装置における維持装置については，成長発育を考慮すると維持装置は使用するべきでないという考え方と，可撤保隙装置装着時は維持装置を使用し，患児が装置に慣れてから，また，成長発育の阻害原因になる兆しがみえてから維持装置を除去すればよいとする考え方がある．本教本では後者の意見に従っている．いずれにしても，維持装置は必要最小限とすることが望ましい．

3) 使用材料と器具

①φ0.7 ～ 0.9 mm 矯正用線（維持装置製作用）

②各種屈曲用プライヤー（維持装置製作用）

③ワイヤーニッパー

④乳歯用人工歯[**]

⑤パラフィンワックス

⑥ワックス形成器

⑦床用レジン

⑧重合に必要な材料および器具

⑨研磨に必要な材料および器具

4) 製作法と製作上の注意点（図 5-66 ～ 79）

以下，図 5-66 ～ 79 に製作法と製作上の注意点および臨床例を示す．

まず，歯科医師により，永久歯列における有床義歯と同様に印象採得，咬合採得が行われる．その後，床外形線の記入，設計が歯科医師により行われる．製作に際しては，外形線の位置設定の主旨を理解したうえで行う必要がある．本装置の外形線は，年齢に伴う成長発育，歯槽部の変化，永久歯の萌出状態への対応を考慮して設定される．

外形線記入後，維持装置の屈曲を行う．

支台歯（鉤歯）の選定には，次の条件が必要となる．

①生理的歯根吸収が著しく進行していない歯であること．

②病的歯根吸収がない歯であること．

③永久歯切歯交換期の乳犬歯でないこと（乳犬歯間の幅径の増加）．

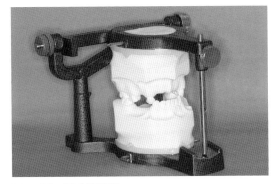

図 5-66　咬合器装着
歯科医師により行われた咬合採得に従って咬合器に作業用模型を装着する．

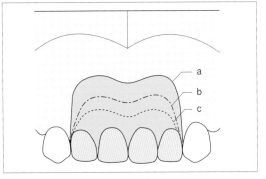

図 5-67　上顎前歯部唇側の床外形
永久歯の萌出に伴い歯槽部の変化が顕著に認められるため，年齢によって異なる．
a：4 歳までは歯槽頂と歯肉頬移行部の 1/2 以内
b：5 歳までは歯槽頂と歯肉頬移行部の 1/3 以内
c：6 歳までは歯槽頂と歯肉頬移行部の 1/4 以内

[**]：現在，乳歯用人工歯は市販されていないので，常温重合レジンで製作するか，永久歯用人工歯を形態修正するなどの工夫が必要である．

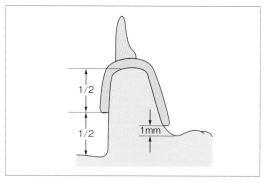

図 5-68　下顎前歯部唇舌側床外形
歯槽頂と歯肉頬移行部の 1/2 以内に設定する．下顎前歯部舌側（下縁）の床外形は装置の維持を考慮してできるだけ長く，あるいは口腔底から 1 mm 程度上方までとする．

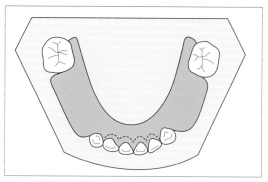

図 5-69　下顎前歯部舌側（上縁）の床外形
乳歯列前期においては残存歯の歯頸部に接触させる（実線）．永久歯の萌出が近い場合は，残存歯の歯頸部から離して設定する（点線）．これは下顎前歯の交換が，乳前歯の舌側から永久前歯が萌出してくるエスカレーター式交換（水平交換）のためである．

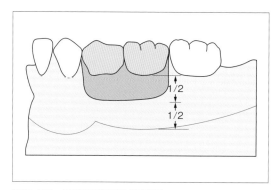

図 5-70　臼歯部頬側の床外形
歯槽頂から歯肉頬移行部の 1/2 以内とする．

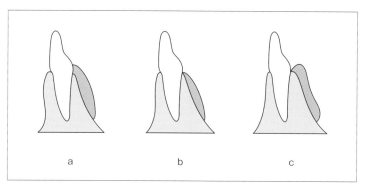

図 5-71　床の辺縁形態
b がよく，c の形態を製作してはいけない．
a：維持はよいが清潔が保てない（可撤式スペースリゲーナーなどに用いる）
b：清潔にできるが維持は悪い（可撤保隙装置に用いる）
c：歯頸部への食物残渣が起こりやすく清潔が保てない．維持も悪い

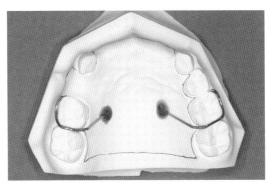

図 5-72　維持装置の屈曲①
本症例では，上顎は両側の第二乳臼歯に単純鉤を設置した.

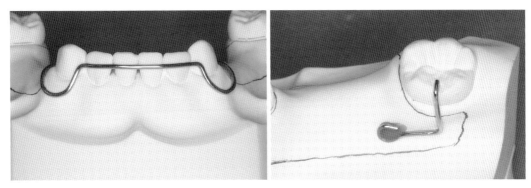

図 5-73，74　維持装置の屈曲②
下顎は前歯部に唇側線を，第一大臼歯にオクルーザルレスト（床の沈下と第一大臼歯の近心傾斜を防ぐことが目的）を設置した.

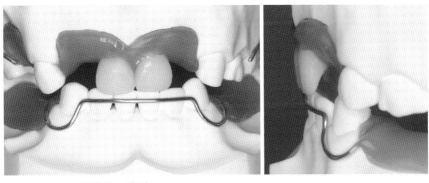

図 5-75，76　乳前歯の排列
乳歯用人工歯を用いて排列を行う．現在，市販されている人工歯は形状，色調ともに限りがあるため，症例に応じて形態修正が必要である．乳前歯は永久前歯と比較して歯軸内角が大きく，3歳頃では水平被蓋（オーバージェット）が 1 mm，垂直被蓋（オーバーバイト）が 2 mm 程度であるが，成長に伴った生理的咬耗によって水平被蓋（オーバージェット），垂直被蓋（オーバーバイト）は小さくなり，乳歯列後期（5，6歳）では切端咬合に近い．排列にあたっては，残存歯の状態，年齢などを考慮する.

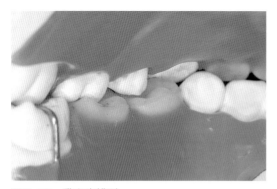

図 5-77　乳臼歯排列
咬合は咀嚼や垂直的保隙のためにも確実に行う.

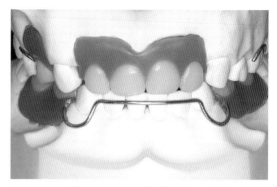

図 5-78　通法に従い歯肉形成を行い，重合・研磨し，完成させる

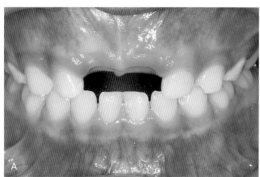

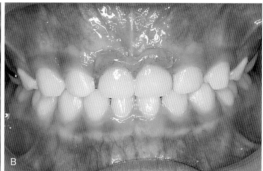

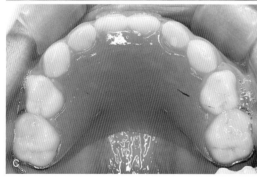

図 5-79　可撤保隙装置の臨床例
Ａ：上顎両側乳中切歯欠損．Ｂ：正面観，Ｃ：咬合面観

6 スペースリゲーナー

到達目標

① スペースリゲーナーの目的と構成を説明できる.
② スペースリゲーナーの製作法を説明できる.

1 目　的

　　乳歯の**早期喪失**などによって，隣在歯の傾斜や移動が起こり，後継永久歯の萌出余地が失われることがある．この場合に，後継永久歯の萌出余地を回復することを**スペースリゲイニング（萌出余地の回復）**という.

　　特に臨床的には，第二乳臼歯が早期喪失し，保隙を行わないでいたために，第一大臼歯が近心傾斜や移動を起こすケースが多くみられる．その結果，第二小臼歯の萌出余地が失われ，このため近心に傾斜や移動した第一大臼歯を本来の位置に戻す必要が生じる．このスペースリゲイニングを行う装置を**スペースリゲーナー**とよぶ.

　　現在用いられているスペースリゲーナーは，ほとんど可撤式である．また歯の移動方法（作動部の種類）により，**拡大ネジを応用したスペースリゲーナー**と，**アダムス（Adams）のスプリングを応用したスペースリゲーナー**に分けられる.

2 拡大ネジを応用したスペースリゲーナー

1) 装置の構成（図6-1）

　　①床（固定源となるため，床面積を大きく設計する）

　　②維持装置（維持力の大きな維持装置を用いる．特に移動させる歯には，維持力の大きな維持装置を選択する）

　　③拡大ネジ（エクスパンションスクリュー，症例に適したものを選択する）

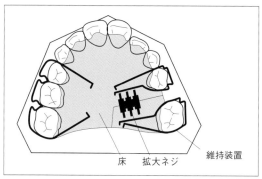

床　拡大ネジ　　維持装置

図 6-1　拡大ネジを応用したスペースリゲーナーの構成

2）使用材料と器具

①φ0.7 〜 0.8 mm 矯正用線（維持装置製作用）

②各種屈曲用プライヤー

③ワイヤーニッパー

④拡大ネジ

⑤糸 鋸（のこぎり）

⑥床用レジン（常温重合レジン）

⑦研磨に必要な材料および器具

3）製作法と製作上の注意点

以下，図 6-2 〜 24 に製作法と製作上の注意点を示す.

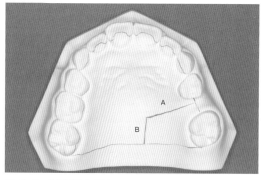

図 6-2　外形線の記入
歯は装置の抵抗源となるため，歯と床は面で接触する.
　前歯部：基底結節を覆う
　臼歯部：舌側歯冠長の 1/2 〜 1/3 とする
　床後縁は両側の第一大臼歯遠心を結ぶ
　欠損部は歯槽頂線と一致させる
　床の分割線を記入する. 欠損部歯槽頂線と直交する線
A と床後縁に向かう線 B を記入する.

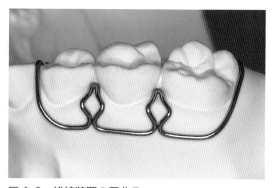

図 6-3　維持装置の屈曲①
本症例では，6ED|にシュワルツのクラスプ（p.75 参照）
を用いた.

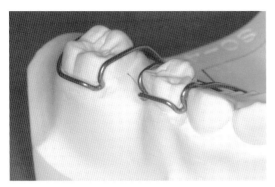

図 6-4　維持装置の屈曲②
左側には D にアダムスのクラスプ（p.72 参照），移動する 6 にはアダムスのシングルアローヘッドクラスプを用いた．

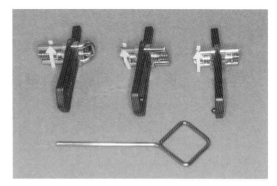

図 6-5　各種拡大ネジとガイドキー
症例によって拡大ネジを選択する．

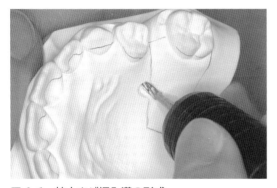

図 6-6　拡大ネジ埋入溝の形成
拡大ネジの小翼板（固定板）を埋入する溝をフィッシャーバーなどで形成する．

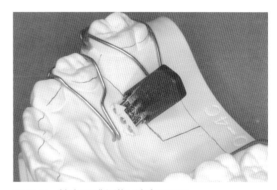

図 6-7　拡大ネジを溝に適合させる

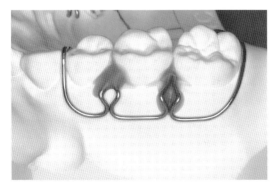

図 6-8　維持装置の固定
作業用模型の頰側で維持装置をワックスで固定する．

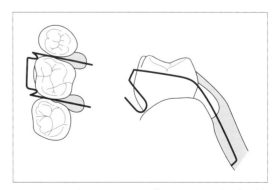

図 6-9　アダムスのクラスプは，クラスプと床の連結部にわずかにワックスを盛り上げておくことで，クラスプの弾性を増加させ，破折も減少する

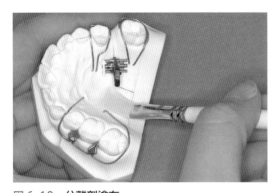

図 6-10　分離剤塗布
作業用模型にレジン分離剤を塗布する．維持装置脚部と模型との間に溜まった分離剤は，圧搾空気などで除去しておく．

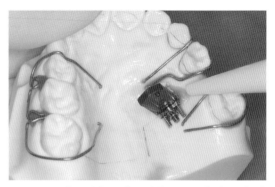

図 6-11　常温重合レジン（矯正用レジン）の築盛をふりかけ法などで行う

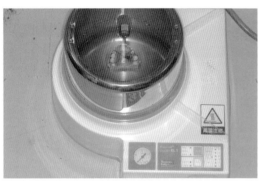

図 6-12　レジン重合
レジンの築盛・形成後は，加圧重合器や 40 〜 45℃前後の温水中で重合を行う（最近の市販矯正用レジンには，加圧重合を行うことを前提としているものもあるので注意する）．

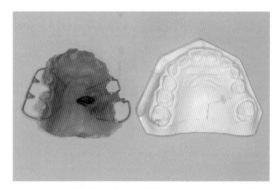

図 6-13　重合後に変形，破損しないように注意して，作業用模型から装置を撤去する

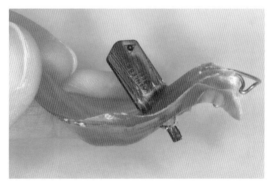

図 6-14　装置を作業用模型から撤去した段階では，拡大ネジに固定用の小翼板と大翼板が付いている

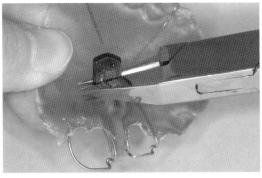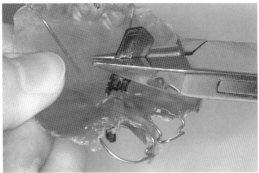

図 6-15, 16　大翼板の撤去
大翼板をプライヤーでしっかり把持し，上方へ引張るようにねじ切る．

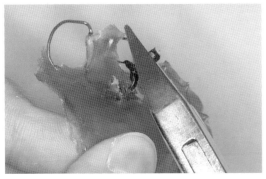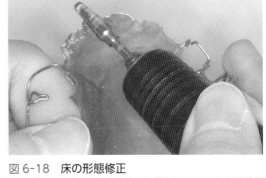

図 6-17　小翼板の撤去
小翼板もプライヤーで把持し，引き抜く．

図 6-18　床の形態修正
タングステンカーバイドバーなどを用いて，床の形態修正を行う．このとき，床縁部に不潔域をつくらない形態にするよう注意する（図 5-71 参照）．

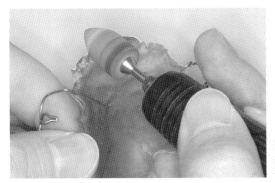

図 6-19　研磨
維持装置を変形させないように注意して，通法に従い研磨する．

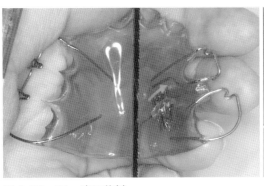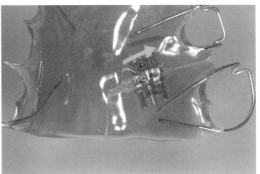

図 6-20, 21　床の分割
作業用模型上に記入した床の分割線に従い，糸鋸を用いて床の分割を行う．

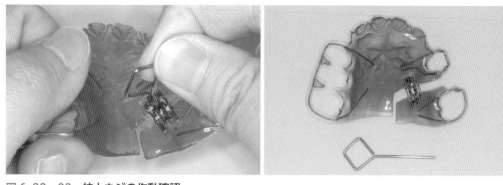

図6-22, 23　拡大ネジの作動確認
拡大ネジの穴にガイドキーを差し込み，拡大ネジの矢印方向に回転させ，作動部が動くことを確認する.

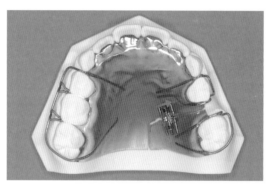

図6-24　完成（拡大ネジを応用したスペースリゲーナー）

3　アダムス（Adams）のスプリングを応用したスペースリゲーナー

1）装置の構成（図6-25）

①床（固定源となるため，床面積を大きく設計する．開放型にすることにより，清潔に保てる）

②維持装置（移動する歯には，維持装置を設定しない）

③アダムス（Adams）のスプリング（φ0.7 mm 矯正用線を用いる）

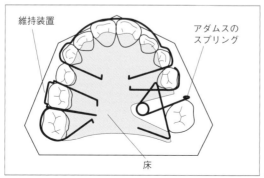

維持装置

アダムスの
スプリング

床

図6-25　アダムスのスプリングを応用したスペースリゲーナーの構成

2) 使用材料と器具

　　①φ0.7 ～ 0.9 mm 矯正用線（維持装置製作用，アダムス（Adams）のスプリング製作用）

　　②各種屈曲用プライヤー

　　③ワイヤーニッパー

　　④床用レジン（常温重合レジン）

　　⑤研磨に必要な材料および器具

3) 製作法と製作上の注意点

　　以下，図 6-26 ～ 35 に製作法と製作上の注意点を示す.

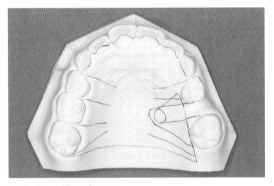

図 6-26　外形線記入
床外形は拡大ネジを用いた場合とほぼ同様であるが，アダムスのスプリングのコイル部の調整を容易にするためと，清潔を保つ目的から，アダムスのスプリング部を三角形の開放型とする場合が多い. 床後縁は，第一大臼歯の遠心移動の妨げにならないように注意する.

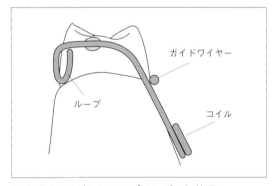

図 6-27　アダムスのスプリングの矢状面

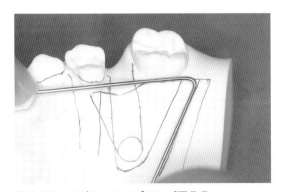

図 6-28　アダムスのスプリング屈曲①
アダムスのスプリングは，φ0.7 mm 矯正用線を用いて屈曲する. 屈曲は，移動する第一大臼歯の誘導となるガイドワイヤーから始める. ガイドワイヤーに沿って第一大臼歯は遠心に移動するので，第一大臼歯に接していることと，方向が正しいことが重要である.

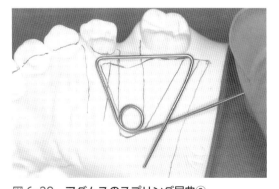

図 6-29　アダムスのスプリング屈曲②
コイル部は上から下（粘膜面）へ向かって屈曲する.

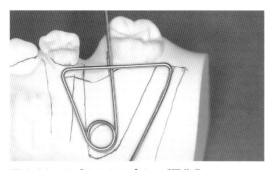

図 6-30　アダムスのスプリング屈曲③
コイル部から第一大臼歯の近心面に向かいガイドワイヤーの下を通るように屈曲する.

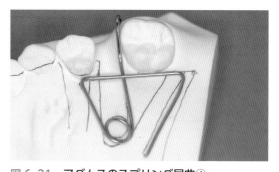

図 6-31　アダムスのスプリング屈曲④
ループに向かう部分は，図 6-27 に示すように，第一大臼歯の近心最大豊隆部を通るように屈曲する. ループ部は縦長とし，ループ半分程度は，第一大臼歯より頬側へ出るように屈曲する.

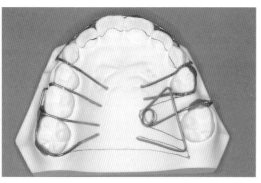

図 6-32　各維持装置の屈曲終了後，維持装置とアダムスのスプリングをワックスで作業用模型に固定する

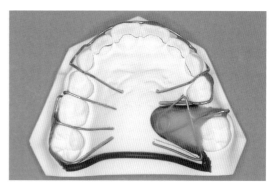

図 6-33　アダムスのスプリング部は開放型とするため，レジンが流入しないようにワックスで覆っておく. レジンの厚さを一定に確保するために，レディキャスティングワックスで堤をつくっておく方法もある

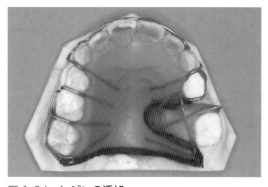

図 6-34　レジンの添加

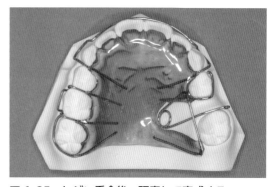

図 6-35　レジン重合後，研磨して完成する

7 口腔習癖除去装置

到達目標

① 口腔習癖の種類と口腔への影響を列挙できる.
② 口腔習癖除去装置の目的と種類を説明できる.
③ 舌癖除去装置の構成を列挙できる.

口腔習癖にはさまざまなものがあるが，その原因は一様ではない．多くの場合，心理的な要素が関与しているため，局部的な除去処置を行えばよいというものではない.

口腔習癖を除去するために用いる装置を口腔習癖除去装置という．装置を製作する際には，口腔内の機能を障害しないことと，装置によって別の習癖が発生しない形態である必要がある．また，装着にあたっては，精神的に障害を与えないことも考慮する必要がある.

1 口腔習癖の種類

口腔習癖には以下のものがある.

①**吸指癖**：口腔習癖のなかで最も多く発現する．そのなかでも，親指を吸う拇指吸引癖が最も多い．通常，成長とともに自然に消失することが多いが，永久歯の交換期近くまでこの習癖が続くと，前歯部の開咬や上顎前突などの不正咬合の原因となることがある.

②**咬爪癖**：爪をかむ癖.

③**弄舌癖**：舌を前方に突き出す癖などにより前歯部の開咬，上顎前突などが発生しやすい.

④**咬唇癖・吸唇癖**：唇を前歯でかんだり，吸引したりする癖.

⑤**歯ぎしり**：上下の歯をすり合わせる癖.

2 装置の種類

1）吸指癖除去装置

口腔内に装着する装置（図7-1）や，口腔外に装着するフィンガーガード，指サックがある.

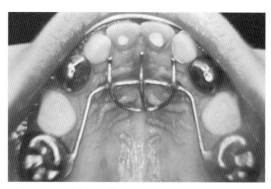

図 7-1　吸指癖除去装置

2）舌癖除去装置（タングクリブ）

　　固定式舌癖除去装置（図 7-2）と可撤式舌癖除去装置（図 7-3）がある．それぞれの構成は以下のとおりである．

　　なお，舌癖除去装置の名称はタングクリブ，タングガード，パラタルクリブなど種々ある．また，フェンスについてもクリブ，ガード，スパーなど種々あり，おのおのを使い分けているものもあるが，本教本では一括してフェンスとした．

（1）固定式舌癖除去装置の構成
　①維持バンド（または乳歯用既製金属冠）
　②主線
　③フェンス（φ0.9 ～ 1.2 mm 矯正用線で製作する）

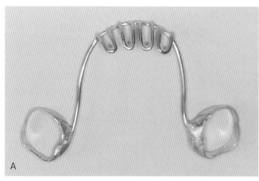
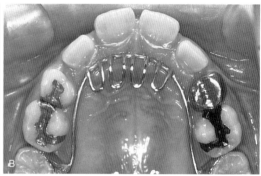

図 7-2　固定式舌癖除去装置
A：完成．B：口腔内装着

（2）可撤式舌癖除去装置の構成
　①床
　②維持装置
　③フェンス（φ0.9 ～ 1.2 mm 矯正用線で製作する）

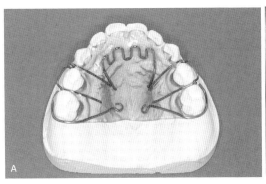 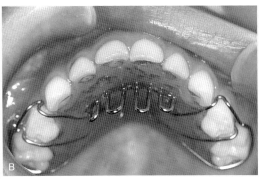

図 7-3　可撤式舌癖除去装置
A：模型装着．B：口腔内装着

3）その他の装置

　　その他の装置として，オーラルスクリーン，リップバンパー，ナイトガードなどがある．

8 咬合誘導装置に用いる維持装置

到達目標

①咬合誘導装置に用いる維持装置の種類を列挙できる.
②咬合誘導装置に用いる維持装置の特徴と製作法を説明できる.
③アダムス（Adams）のクラスプを製作できる.

　　咬合誘導装置のうち，可撤式の装置には維持装置が必要である．維持装置の製作にあたっては，それぞれの維持装置の特徴を理解して製作する必要がある.

1 アダムス（Adams）のクラスプ

1）特　徴

　　アダムス（Adams）のクラスプは，1950年にAdamsが発表したクラスプで，シュワルツ（Schwarz）のクラスプ（p.75頁参照）を改良したものであり，以下の特徴がある.

　　①孤立歯にも適応できる.
　　②アローヘッドの先だけが歯に接しているので，清潔に保つことができる.
　　③クラスプに付加装置を付けることで多目的に使用できる.
　　④特別なプライヤーを使用しなくても製作できる.
　　⑤どの歯種にも使用できる.

2）製作法と製作上の注意点

　　屈曲は原則としてφ0.7 mm矯正用線を用いる．以下，図8-1〜15に製作法と製作上の注意点を示す（本教本ではアダムス（Adams）のユニバーサルプライヤーを用いて行った）.

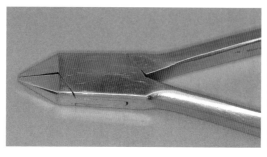

図8-1　アダムスのユニバーサルプライヤー
アダムスのクラスプは特殊なプライヤーを必要としないで製作できることが特徴の1つであるが，アダムスのユニバーサルプライヤーを用いると，さらに容易に屈曲できる.

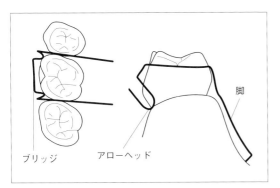

図 8-2　アダムスのクラスプ（各部の名称）

ブリッジ　アローヘッド　脚

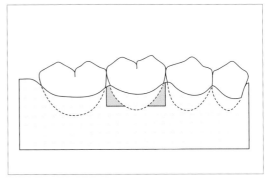

図 8-3　屈曲前準備
永久歯が完全に萌出している場合を除いて，アローヘッドが保持できるように，作業用模型の歯肉相当部を彫刻刀などで削除する．過度な削除は行わないようにする．

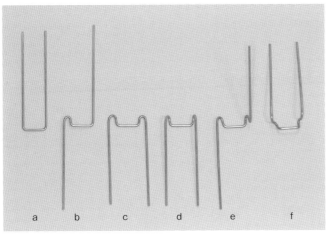

a　b　c　d　e　f

図 8-4　アダムスのクラスプの屈曲ステップ

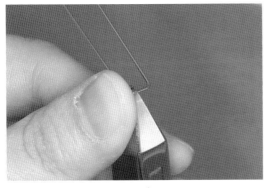

図 8-5　アダムスのクラスプ屈曲①
φ0.7 mm 矯正用線を用いてステップ a の屈曲を行う（犬歯部においては φ0.6 mm 矯正用線を使用する）．

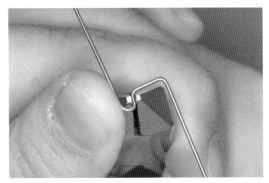

図 8-6　アダムスのクラスプ屈曲②
アローヘッド部の屈曲（ステップ b）を行う．

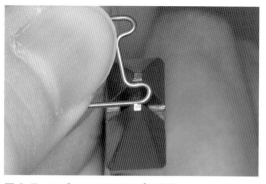

図 8-7 アダムスのクラスプ屈曲③
他方のアローヘッド部の屈曲（ステップ c）を行った後，
プライヤーにより，アローヘッドが歯冠隅角部歯肉縁に
適合するように調整する.

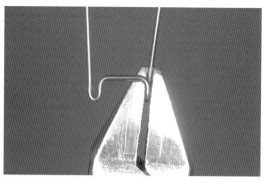

図 8-8 アダムスのクラスプ屈曲④
歯肉縁の傾斜に調和するように，アローヘッドの傾斜を
調整する（ステップ d）.

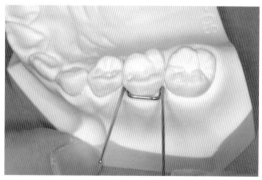

図 8-9 アダムスのクラスプ屈曲⑤
支台歯に適合を行う.

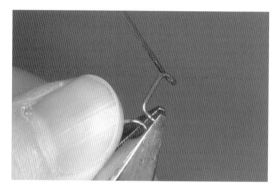

図 8-10 アダムスのクラスプ屈曲⑥
アローヘッド部をプライヤーで把持し，脚部への折り返
し部分を屈曲する（ステップ e）.

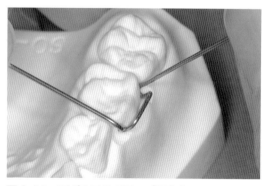

図 8-11 アダムスのクラスプ屈曲⑦
脚部を上部鼓形空隙に適合させる.

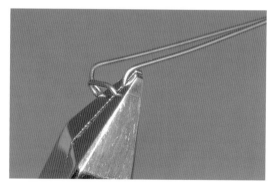

図 8-12 アダムスのクラスプ屈曲⑧
他側の脚部の屈曲を行う（ステップ f）.

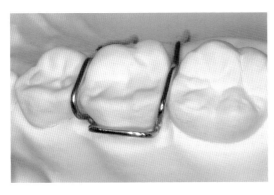

図 8-13　アダムスのクラスプ屈曲⑨
支台歯に適合し，アローヘッドがアンダーカットに適合
していることを確認する．ブリッジが支台歯から離れて
いることを確認する．

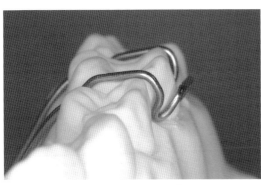 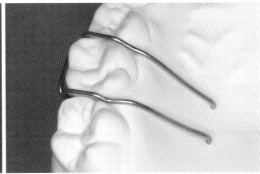

図 8-14，15　アダムスのクラスプ屈曲⑩
脚部は粘膜面の形態に沿わせて屈曲し，先端は約 1 mm 直角に屈曲して粘膜面に接触させる．粘膜面に接する部
分は平坦に研磨する．

2 シュワルツ（Schwarz）のクラスプ

1）特　徴

　　シュワルツ（Schwarz）のクラスプは，Schwarz によって発表されたクラスプで
ある．隣接する歯の下部鼓形空隙にアローヘッドを適合させることにより維持を求め
るクラスプで，以下の利点と欠点がある．

（1）利点
　　①頬などに対して違和感が少ない．
　　②弾性に富み，維持力が大きい．

（2）欠点
　　①孤立歯に適応できない．
　　②屈曲には専用のプライヤーを必要とする．

2) 製作法と製作上の注意点

屈曲は φ0.7 mm 矯正用線を用いる.

以下, 図 8-16 〜 33 に製作法と製作上の注意点を示す.

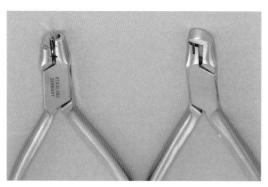

図 8-16　シュワルツのクラスプ屈曲に用いる専用プライヤー
2本組となっている.

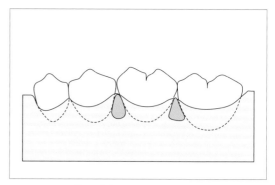

図 8-17　屈曲前準備
支台歯の下部鼓形空隙の歯肉相当部を彫刻刀などで削除する. この部分にアローヘッドが適合する.

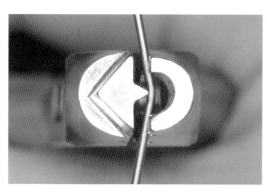

図 8-18　シュワルツのクラスプ屈曲①
図 8-16 左側のプライヤーを用いて屈曲を行う. プライヤーの先端にある溝に φ0.7 mm 矯正用線を挿入する.

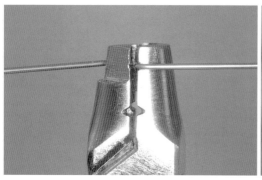

図 8-19, 20　シュワルツのクラスプ屈曲②
挿入後, プライヤーをしっかり握り, 一端を内側に, 他端を外側に屈曲する. これによってアローヘッドの片側の屈曲が行える. 図中の矢印はアローヘッドの頂点を示す.

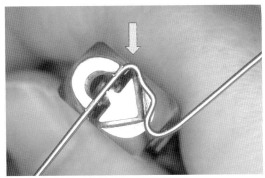

図 8-21　シュワルツのクラスプ屈曲③
矯正用線を溝に挿入した状態でプライヤーをずらす.

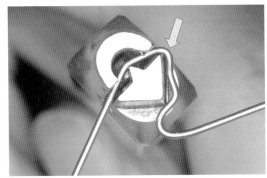

図 8-22，23　シュワルツのクラスプ屈曲④
プライヤーをしっかり握り，矯正用線の端を外側に屈曲する.

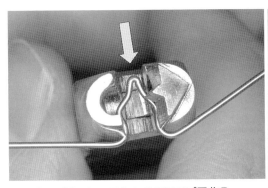
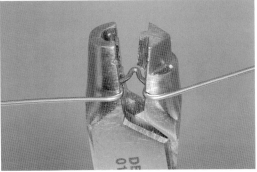

図 8-24，25　シュワルツのクラスプ屈曲⑤
この状態ではアローヘッドは広がっているので，プライヤーの把握部に近い溝に挿入して，しっかり握る.

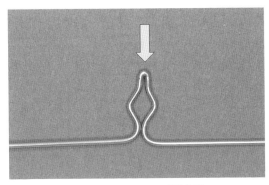
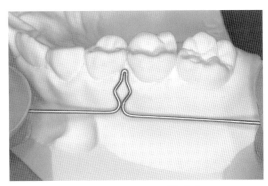

図 8-26　シュワルツのクラスプ屈曲⑥
アローヘッドの屈曲が平面的に完成する.

図 8-27　シュワルツのクラスプ屈曲⑦
作業用模型に適合させ，もう 1 つのアローヘッドの設定位置を確認する.

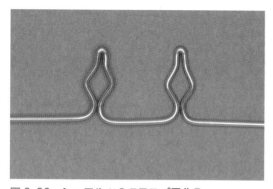

図 8-28　シュワルツのクラスプ屈曲⑧
2つ目のアローヘッドを平面的に屈曲する.

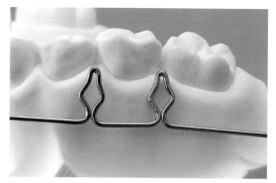

図 8-29　シュワルツのクラスプ屈曲⑨
作業用模型上でアローヘッドの設定位置の確認を行う.

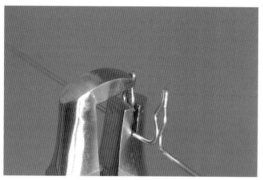

図 8-30　シュワルツのクラスプ屈曲⑩
図 8-16 右側のプライヤーの溝にアローヘッドを挿入する.

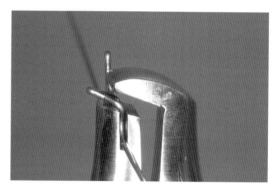

図 8-31　シュワルツのクラスプ屈曲⑪
プライヤーをしっかり握ることにより,アローヘッドの先端部が屈曲できる.これにより,アローヘッドは支台歯の下部鼓形空隙に適合できる.

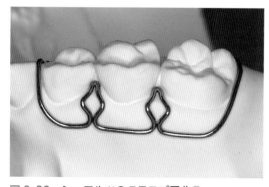

図 8-32　シュワルツのクラスプ屈曲⑫
脚部を口蓋側(舌側)方向に屈曲する.頬側の粘膜に矯正用線が直接接触しないように注意する.

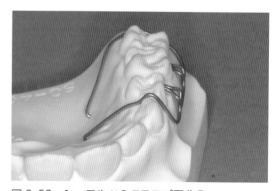

図 8-33　シュワルツのクラスプ屈曲⑬
口蓋側(舌側)の粘膜面の形態に沿わせて脚部を屈曲し,脚部の先端は約 1 mm 直角に屈曲して,粘膜面に接触させる.

3 唇側線

1）特　徴

維持と固定の目的で用いられることが多い.

2）製作法と製作上の注意点

屈曲は φ0.8 ～ 0.9 mm 矯正用線を用いる. 図 8-34 に完成体を示す（製作法と製作上の注意点の詳細は『矯正歯科技工学』参照）

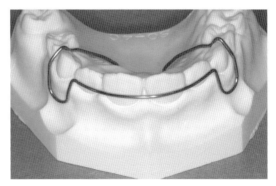

図 8-34　唇側線

4 単純鉤

1）特　徴

維持力は小さいが適応範囲が広い. 歯列が側方に成長する時期の乳犬歯に用いると成長を阻害するので禁忌である.

可撤保隙装置（小児義歯）に多く用いられる.

2）製作法と製作上の注意点

φ0.8 ～ 0.9 mm 矯正用線を用いて屈曲する.

鉤先端は支台歯の下部鼓形空隙に適合し, 鉤腕は歯頸部を走行し, 脚部は床内に埋入する（図 8-35, 36）.

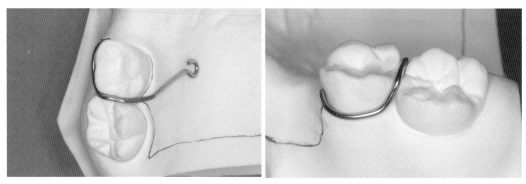

図 8-35，36　単純鉤

5　ボールクラスプ

1）特　徴

　　φ0.7 ～ 0.9 mm 矯正用線の先端にボール状の金属が付いた状態で市販されている（図 8-37）．症例によって矯正用線の直径を選択する．維持力が大きく製作は容易であるが，孤立歯には適応できない．

2）製作法と製作上の注意点

　　支台歯の下部鼓形空隙にボールが適合するように屈曲する（図 8-38）．矯正用線に銀ろうをボール状にろう付けして製作することもある．

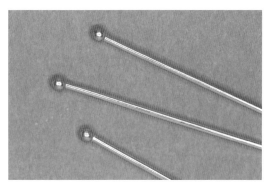

図 8-37　既製のボールクラスプ

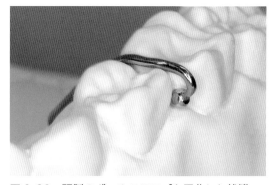

図 8-38　既製のボールクラスプを屈曲した状態

参考文献

1) Robbins, W.J. et. al.: Growth, New Haven. Yale University Press, 1928.

2) Broadbent, B.H.: The face of the normal child. Angle Orthodont., 7: 183～203, 1937.

3) Baume, L.J.: Physiological teeth migration and its significance for the development of occulusion. J. Dent. Res., 29: 123～132, 331～337, 338～348, 440～447, 1950.

4) Clinch, L.M.: Tr. British Society for the Study of Orthodontics, 1932-Friel, S.: The development of ideal occulusion of the gum pads and the teeth. Am. J. Orthod., 40: 196～227, 1954.

5) 小野博志：乳歯および永久歯の歯冠近遠心幅径と各歯列内における相関について．口病誌，27：221～234，1960．

6) 佐々木泉：歯の大きさの人種特徴，第1編　上顎切歯．愛院大歯誌，2：93～108，1965．

7) 佐々木泉：歯の大きさの人種特徴，第2編　下顎切歯と上・下顎犬歯．愛院大歯誌，3：32～51，1965．

8) Horowitz, S.L. et al.: The nature of orthodontics diagnosis. C.V. Mosby, St. Louis, 1966.

9) 藤田恒太郎：歯の解剖学，金原出版，東京，1967．

10) 佐々木泉：歯の大きさの人種特徴，第3編　小臼歯．愛院大歯誌，5：204～222，1967．

11) 杉山乗也：日本人乳歯の計測法による形態学的研究．愛院大歯誌，7：149～179，1969．

12) 藤井信雅：下顎第一大臼歯の萌出過程に関する研究．小児歯誌，12：100～115，1974．

13) 坂井正彦ほか：保隙装置の製作法．医歯薬出版，東京，1979．

14) Adams, C.P.：菊池　進訳：アダムス可撤式矯正装置の製作法．医歯薬出版，東京，1981．

15) 渡辺昌滋，栗山純雄：床型保隙装置の製作法．講座歯科技工アトラス(3)，医歯薬出版，東京，1982，307～327．

16) 渡辺昌滋，栗山純雄：クラウンループ保隙装置の製作法と乳歯冠の調整法．講座歯科技工アトラス(5)，医歯薬出版，東京，1983，319～337．

17) 坂井正彦：咬合誘導装置の実際．日本歯科出版，1985．

18) 河野壽一，関本恒夫ほか：小児歯科技工学実習書．日本歯科大学附属歯科専門学校歯科技工士科，東京，1987．

19) 日本小児歯科学会：日本人小児における乳歯・永久歯の萌出時期に関する調査研究Ⅱ―その1．乳歯について―．小児歯誌，57(1)：45～53，2019．

20) 日本小児歯科学会：日本人小児における乳歯・永久歯の萌出時期に関する調査研究Ⅱ―その2．永久歯について―．小児歯誌，57(3)：363～373，2019．

21) Enlow, D.H.: Facial growth. 3rd ed.. W.B. Saunders, Philadelphia, 1990.

22) 黒須一夫編：現代小児歯科学―基礎と臨床―．医歯薬出版，東京，1990．

23) Graber, T.M.: Orthodontics, Principles and Practice. 3rd ed.. W.B. Saunders. Philadelphia, 1991.

24) 小児歯科学会：日本人の乳歯歯冠並びに乳歯列弓の大きさ，乳歯列咬合状態に関する調査研究．小児歯誌，31(3)：375～388，1993．

索 引

【著者略歴】

うち かわ よし もり
内 川 喜 盛
　1985 年　日本歯科大学歯学部卒業
　1990 年　日本歯科大学大学院修了
　2001 年　日本歯科大学歯学部小児歯科学講座講師
　2003 年　日本歯科大学歯学部小児歯科学講座助教授（現 准教授）
　2006 年　日本歯科大学附属病院小児・矯正歯科科長
　2009 年　日本歯科大学附属病院小児歯科准教授
　2013 年　日本歯科大学附属病院小児歯科教授

しら せ とし おみ
白 瀬 敏 臣
　1988 年　日本歯科大学歯学部卒業
　1992 年　日本歯科大学大学院修了
　2005 年　日本歯科大学歯学部小児歯科学講座講師
　2007 年　日本歯科大学附属病院小児・矯正歯科講師
　2009 年　日本歯科大学附属病院小児歯科医長
　2014 年　日本歯科大学附属病院小児歯科科長・准教授

お ざき よし お
尾 﨑 順 男
　1977 年　日本歯科大学附属歯科専門学校卒業
　1980 年　法政大学経済学部卒業
　2005 年　日本歯科大学東京短期大学講師
　2008 年　日本歯科大学東京短期大学准教授
　2015 年　明星大学大学院人文学研究科教育学専攻博士後期課程修了
　2015 年　日本歯科大学東京短期大学教授（〜 2019 年 7 月）
　2019 年　学校法人みなとみらい学園横浜歯科医療専門学校非常勤講師（2019 年 9 月より）

最新歯科技工士教本
小児歯科技工学 第2版　　　　　ISBN978-4-263-43177-0

2017 年 2 月10日　第 1 版第 1 刷発行
2023 年 1 月20日　第 1 版第 7 刷発行
2024 年 2 月20日　第 2 版第 1 刷発行

　　　　　　　　　　　　　　　編　集　全国歯科技工士
　　　　　　　　　　　　　　　　　　　教 育 協 議 会
　　　　　　　　　　　　　　　著　者　内 川 喜 盛
　　　　　　　　　　　　　　　　　　　白 瀬 敏 臣
　　　　　　　　　　　　　　　　　　　尾 﨑 順 男
　　　　　　　　　　　　　　　発行者　白 石 泰 夫

　　　　発行所　医歯薬出版株式会社

　　　　〒113-8612　東京都文京区本駒込1−7−10
　　　　TEL. (03)5395-7638（編集）・7630（販売）
　　　　FAX.(03)5395-7639（編集）・7633（販売）
　　　　https://www.ishiyaku.co.jp/
　　　　郵便振替番号 00190-5-13816

乱丁，落丁の際はお取り替えいたします　　　　印刷・あづま堂印刷／製本・愛千製本所
© Ishiyaku Publishers, Inc., 2017, 2024. Printed in Japan